疾病早知道

再探時空『基因』密碼

陸致極 著

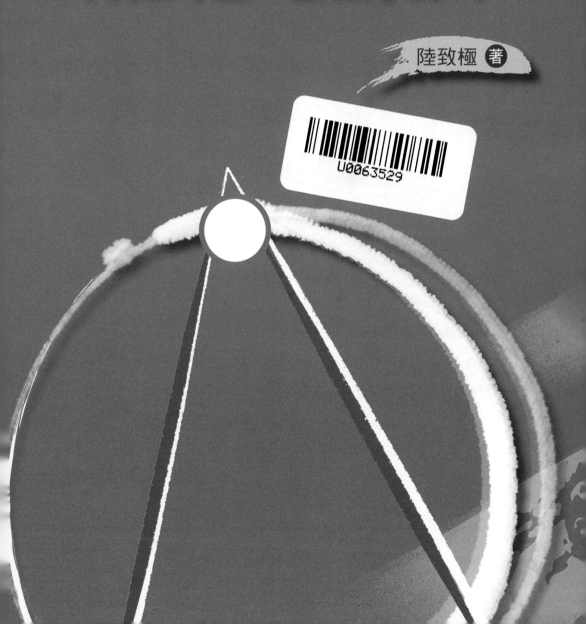

U0063529

口 序

度量先天稟賦　把握自身健康

中醫注重先天稟賦。

稟賦是個體在先天遺傳的基礎上及胎孕期間與出生時內外環境的影響下，而呈現的一種相對穩定的綜合特徵。這種特徵可表現在體態結構之區別，也表現為生理功能與體能的不同；或表現為心理狀態和性格差異；或表現為易患疾病的傾向方面。這是構成人體體質的重要因素。其形成於出生之前，決定於出生之時。先天稟賦因人而異，所以中醫在治病過程需要瞭解各人的先天稟賦特徵，或「同病異治」、或「異病同治」，辨證論治、辨質論治，以達到最佳療效；或「不治已病治未病」，通過飲食起居等個體生活習慣改變而起到良好的預防疾病作用。

《靈樞‧經脈》寫道：「人始生，先成精。」《靈樞‧決氣》又進一步指明：「兩神相搏，合而成形，常先身生，是謂精」。《靈樞‧天年》稱：人「以母為基，以父為楯」。張景岳注曰：「人之生也，合父母之精而有其身，父得乾之陽，母得坤之陰，陽一而施，陰兩而承，故以母為基，父為楯。」張景岳又稱「人之始也，本乎精血之原」。所以人之生命是自父母之陰陽交合媾精而始，以父母精血為物質基礎，方能身形發育，構成臟腑組織、身體結構、神志活動等生命特徵。現代遺傳學認為人類通過生殖細胞的物質與信息傳遞，將親代的個體體質特徵給予子代。基因是這種信息傳遞的基本單位。它由 DNA 序列來承載，以控制生物性狀的遺傳信息。這一點古今所說意義相同，而現代醫學更能精確地進行基因檢測。

「命之所有，先天也。」《素問 ‧ 寶命全形論》説：「人生於地，懸命於天，天地合氣，命之曰人。」意思是説，人雖然出生於「地」，但是生命來源於「天」，而且人是經由「天地合氣」所生成的。也就是説，人是「天」與「地」共同作用下的產物。《中藏經 ‧ 人法於天地論》認為：「人者，上稟天、下委地；陽以輔之，陰以佐之；天地順則人氣泰，天地逆則人氣否。」這都説明人出生時刻與天地、陰陽的關係密切。《寶命全形論》開篇就説「人以天地之氣生，四時之法成」。這「天地之氣」、「四時之法」，也即出生時的時空特徵。來自於父母精血的胎元，於母體中得到滋養，孕育十月而成形。然而，在降生一瞬間，需呼吸交流大自然元氣、感應時空地理物質元素，才脱離母體而成為自主循環、代謝的生命，真正成為天地人「生命共同體」的一員。出生時空特徵對個體先天稟賦產生了決定性影響，也可認為是另一種「基因」密碼。

如何判析與度量不同個體之先天稟賦呢？通常還都是一個籠統的概念。臨床上只是根據某些臨床表現與舌脈體徵，來推斷先天稟賦的盛衰。雖然《靈樞 ‧ 通天》以陰陽含量多少（少陽、太陽、陰陽和平、少陰、太陰）而分成 5 態；《靈樞 ‧ 陰陽二十五人》更全面提出了 25 種體質分類，但在現代臨床上應用甚少。國醫大師王琦教授提出中國人的 9 種體質學説，為現代中醫開闢了一個新局面。體質秉承於先天，得養於後天。所謂先天，主要指先天稟賦，它包括種族、家族遺傳、婚育、種子、以及養胎、護胎、胎教等。中醫體質學説使人們對先天稟賦有了進一步認識。

陸致極博士是著名文化學者。長期以來，他以深厚的國學修養、現代科學理念和方法，獨闢蹊徑，對出生時間與健康、疾病關係做了深入的研究。他博覽群書，探賾索隱，又不斷實踐求證，《又一種「基因」的探索》（2012 年）是第一本研究報告。它參考王琦教授 9 種體質學説，對 100 多例體質測試與相應出生時空進行計量

分析，發現其具有某種關聯性，並創造性地歸納出 8 種體質 11 小類先天體質傾向的基本模式圖。這是對「時空基因」密碼的最初解讀。數年後，他以其累積的 1085 案例為樣本，用數理統計相關分析的方法檢測出生時空結構特徵與體質的對應關係，創建了五臟氣機模式圖，並進一步將先天體質與五運六氣學說聯繫起來，探討了個人先天稟賦與變遷的自然大環境之間的關係。其研究成果見於《解讀時空「基因」密碼：疾病有數》（2017 年）。近年來，中醫界已有開展出生時間對疾病、健康影響的臨床流行病學調查研究，從目前發表的數篇論文來看，雖調查樣本量不小，但均以出生時五運六氣特徵來加以分類描寫。與之相比，陸先生的研究直接以出生時空（年、月、日、時）之陰陽五行做出計量分析，顯然更為精細，也更為精確。他還兼顧五運六氣，做出動態分析。可以這樣說，陸先生在這一領域的探索具有劃時代的意義。

去年底，陸先生再傳捷報：新作《疾病早知道》（《解讀時空「基因」密碼》續集）已定稿。這是他相關研究的第三本著作，從疾病入手，以所收集的七類常見病案（986 例）以及癌症病案（238 例）為樣本，使用模糊聚類和邏輯回歸算法和電腦程序，展示了個體出生時間的時空結構與後天多種疾病之間的相關性。也揭示了各類先天疾病模型特徵，並應用電腦程序對先天稟賦之潛在疾病信息進行預測。陸先生發現，先天五臟能量分布的偏頗性是後天發生疾病的重要條件，五臟相剋關係是潛在疾病發生的主要線索。他還發現，五臟內部陰陽關係的偏頗性與疾病的關係，許多癌症病案顯露了這樣的特殊性。這為進一步解讀時空基因信息積累了有益的經驗。本書基於疾病患者的先天稟賦分析，在臨床上更有意義，據此制定的個體化健康指導方案，更有針對性。

陸先生的研究工作繼承了中華先哲的智慧，結合現代大數據，運用統計學和電腦程序，用「時空基因」的概念，使先天稟賦成為能計量的數組，探討它與體質、進而疾病的相互關係。這雖然只是嘗試，還有需完善之處，但這項研究從**中醫本源**出發，運用現代科學的思想與方法，以現代醫學「金標準」的循證思維，使「模糊」的中醫概念有了「定量」或「半定量」的數學模式，為中醫研究開闢了一條新路。

鄙人才疏學淺，承蒙陸先生垂青，三邀為其上述相關著作寫序，盛情難違，倍感榮耀。數年來目睹陸先生堅持不懈、精益求精、砥礪前行的探索過程，敬佩不已，衷心期待他的研究在實踐應用方面有新的成就！

陳業孟

2019 年 1 月 7 日於紐約中醫學院

陳業孟（1962—），醫學博士，先後畢業於上海中醫藥大學與北京中醫藥大學。曾任職上海醫科大學（現復旦大學）附屬華山醫院。現為美國紐約中醫學院院長，兼任美國針灸與東方醫學院校認證委員會（ACAOM）主席、全美華裔中醫藥總會（NFCTCMO）會長、世界中醫藥學會聯合會主席團執行委員、世中聯頭針專業委員會副會長、世中聯教育指導委員會常務理事、海外華人中醫論壇副主席、世界華人中醫醫師協會副會長、上海中醫藥大學、江西中醫藥大學、復旦大學中西醫結合研究院客座教授、人民衛生出版社中醫藥專家委員會委員。

◻ 前言

自 2010 年以來，我一直關注著這個課題：個人的出生時空與其健康之間的相關性。事實上，個人出生時空聯繫着他的生命信息，是根植於東方古老文化沃土中的一個偉大假說。

2012 年初出版的《又一種「基因」的探索》，是我最初的研究手記。當時收集的案例雖少，但已經可以觀察到，自然時空給每一個新生兒打上的「印記」與其先天體質的構成有着密切的聯繫。我不能不由衷地讚嘆中華先哲的**天地人合一的智慧**。因為《黃帝內經》説：「天地合氣，命之曰人。」故我把個體初始狀態下這種天地「合氣」的結果，稱之為「時空基因」，以區別於現代生物學意義上的遺傳基因。

由於多年案例的積累，時空基因與體質的相關性研究有了突破性的進展。應用現代大數據的科學理念和方法，不僅可以證明出生時空裡確有先天體質的信息，同時，運用統計學方法和電腦程序，還可以根據出生時空特徵去預測個人的體質類型，這為在現代去實踐古中醫「治未病」的理想打開了廣闊的天地。這是去年出版的《解讀時空基因密碼：疾病有數》的主要內容。

本書是上述工作的繼續。它的主題是：**時空基因與疾病的相關性。**

它以收集到的七類常見病案（心臟病、腦血管病、肝系病、肺系病、腎系病、胃病和糖尿病）以及三種癌症病案（肝癌、肺癌、胃癌）為樣本，使用數理統計（模糊聚類和邏輯回歸）算法和電腦程序，展示了個體出生時空結構與後天多種疾病之間的相關性。在深入挖掘和描寫各類先天疾病模型特徵的基礎上，實現電腦程序對先天稟賦之潛在疾病信息的預測工作。接着，將它們與《黃帝內經》五運六氣學說聯繫起

來。這種先天時空與後天運氣推移的結合，內因條件與動態的外部環境的結合，進一步完善了作者提出的因時制宜、與時俱進的個性化保健策略。

在時空基因與先天潛在疾病關係的具體探究過程中，作者有不少新的發現。比如，先天五臟能量分布的**偏頗性**是後天發生疾病的重要條件；五臟相剋關係是潛在疾病發生的主要線索；不僅要重視五臟之間的五行生剋的偏頗性，還要更深入地挖掘五臟內部陰陽關係的偏頗性，許多癌症病案顯露了這樣的特殊性，等等。這為進一步解讀時空基因密碼積累了有益的經驗。

作者認為，時空基因的研究，應該是一個承繼中華優秀文化智慧、並在現代科學方法和工具的幫助下使之發揚光大、服務於人類健康事業的**大項目**。它凸顯了東方生命觀的重要特徵。囿於作者個人有限的資源和學識，不可能獨自去完成這樣的大項目。作者之所以殫精竭慮，反復實驗，鍥而不捨，完全是出自對中華先哲那種超越時代的睿智的由衷敬仰。事實上，本書只是為開展這樣的項目提供一個理論分析模型，提供一個如何實施它的雛形框架，**期盼有志於復興中華文化的讀者（或單位）一起來參加這種探索**。目前引用的僅一千多個案例，如果我們有上萬個臨床分類案例作為分析的基礎，**讓數據來說話**，那將是怎樣的景象啊！

作者在本書的實驗和寫作過程中，得到了許多朋友的幫助和鼓勵，他們中有：盧津源、王永成、鮑卿、戴理宏、何重建、莊圓、胡志強、金曉常、吳道平、吳本榮、徐飛、安廣青、梁知、洪大德、秦瑋、祁漢群、奚頌華等。作者要感謝全美華裔中醫藥總會會長、紐約中醫學院院長陳業孟博士再次為本書寫了序言；邢斌醫師閱讀了部分初稿，提了有益的意見；我的學生們為這項研究提供了很多幫助：孫曉龍為本書製圖和校對做了大量工作，他是我的數據與程序的工程師；夏林、張楠（統

計學博士）為本書的統計程序提供了意見，謝平、王建濤、陳安定提供了資料，秦敏禾則直接在臨床治療方面參與了本書的實踐（見附錄 1）。作者還要感謝妻子魏曉明的支持。最後，要向本書的責任編輯吳春暉先生，為他一如既往的熱情支持和辛勤勞動，致以衷心的謝忱。

　　已近歲暮，窗外的殘雪在陽光下熠熠生輝。此時我想起了英國詩人雪萊的詩句：「冬天來了，春天還會遠嗎？」

陸致極

2018 年 12 月 18 日於芝加哥

目錄

◘ 引言：「總統先生，⋯⋯」

2000 年 6 月 26 日星期一，在人類科學發展史上，尤其是現代生命科學研究史上，這是一個值得紀念的日子。

這一天，參加人類基因組工程項目的美國、英國、法國、德國、日本和中國的 6 國科學家共同宣布，人類基因組草圖的繪製工作已經完成。

這一天，美國總統克林頓在白宮向全世界宣布完成了人類基因組圖譜的草圖。他說：「今日，**我們學習了上帝創造生命的語言**。在具備這種深奧的新知識後，人類即將獲得嶄新強大的治療力量。」

話語中充滿了自信、自豪，躊躇滿志。這也是當時活躍在生命科學研究前沿的科學家們的共同心態。

誠如成功地發現 DNA 是雙螺旋結構的科學家之一 —— 美國生物學家詹姆斯 · 沃森在《DNA：生命的秘密》中說：「如今，DNA 這本『**人類說明書**』就完整地呈現在我們眼前。」[1]

什麼是 DNA ？對今天的讀者來說，DNA 已經不是一個陌生的化學專用名詞了。DNA 是脫氧核糖核酸[2]，是染色體的主要化學成分。帶有遺傳訊息的 DNA 片段稱為**基因**（遺傳因子）。基因支持着生命的基本構造和性能，是控制生物性狀的基本遺傳單位。

基因的研究歷史並不算久遠。它可以追溯到 19 世紀 60 年代，遺傳學家孟德爾[3]提出的生物的性狀是由遺傳因子控制的觀點。但這僅僅是一種邏輯推理。

「基因」[4]這個詞，是 1909 年丹麥遺傳學家約翰遜[5]在《精密遺傳學原理》一書中正式提出的。

20 世紀初期，美國遺傳學家摩爾根[6]通過果蠅的遺傳實驗，認識到基因存在於染色體上，並且在染色體上是呈線性排列，從而得出了染色體是基因載體的結論。他由此得到了諾貝爾獎（1933 年）。

真正引起生物學一場革命的是確定 DNA 的結構。這個歷史性工作是由美國沃森和英國克里克在 1953 年春天成功揭開的。他們發現，DNA 具有一種微妙的雙螺旋結構。在雙螺旋的兩部分之間，由四種化學物質組成的鹼基（G，C，A 和 T）對扁平環連結着，遺傳物質可能就是通過它來複製的。這就是說，DNA 就是傳承生命的遺傳模板。[7]這是對人類生命密碼的破譯。

為了探索人類自身的奧秘，1985 年由美國科學家率先提出、於 1990 年正式啟動了**人類基因組計劃**[8]。這是一項規模宏大、跨國跨學科的科學探索工程。其宗旨在於測定組成人類染色體中所包含的 30 億個鹼基對組成的核苷酸序列，從而繪製人類基因組圖譜，並且辨識其載有的基因及其序列，達到破譯人類遺傳信息的最終目的。換言之，它要揭開組成人體 2.5 萬個基因的 30 億個鹼基對的秘密。這個計劃預算高達 30 億美元。人類基因組計劃，與曼哈頓原子彈計劃和阿波羅登月計劃，並稱為 20 世紀偉大的科學工程，被譽為生命科學的「登月計劃」。

這個計劃於 2005 年完成。各國所承擔的工作比例約為美國 54%，英國 33%，日本 7%，法國 2.8%，德國 2.2%，中國 1%。科學家發現人類基因數目約為 2.5 萬個，遠少於原先 10 萬個基因的估計。

基因組序列圖首次在分子層面上為人類提供了一份生命「說明書」，不僅奠定了人類認識自我的基石，推動了生命與醫學科學的革命性進展，而且為全人類的健康帶來了福音。人類基因組是全人類的共同財富。

在此之前，人類基因組草圖已於 2000 年 6 月完成。它向全世界正式宣告，正是本文開頭所述那個值得紀念的 2000 年 6 月 26 日星期一。

如果，像今天科幻電影裡所展示的那樣——時空可以「倒轉」，我，一個中國傳統文化的愛好者和研究者，可以出現在美國總統克林頓宣告人類基因組圖譜的草圖完成的華盛頓白宮現場的草地上，我會對這位美國總統説：

尊敬的總統先生，誠如您説的，「今天我們學習了上帝創造生命的語言。」那只是「上帝」創造生命的公開語言。您或許壓根兒就不知道「上帝」還有另外一套私密的暗語。而我們中華的先哲，早在二千多年前就開始在解密「上帝」私密的暗語了。

注釋：

1　詹姆斯・沃森：《DNA：生命的秘密》，前言。

2　DNA，為英文 Deoxyribonucleic Acid 的縮寫。

3　孟德爾（1822～1884），奧地利修道士，是遺傳學的奠基人，被譽為現代遺傳學之父。

4　基因：Gene；把它譯成中文「基因」的是生物學家談家楨教授。

5　維爾赫姆・路德維希・約翰遜（1857-1927），丹麥遺傳學家。

6　托馬斯・亨特・摩爾根（1866-1945），美國進化生物學家，遺傳學家和胚胎學家。

7　隨着分子遺傳學的發展，人們進一步認識了基因的本質。自從 RNA 病毒發現之後，基因
　　的存在方式不僅僅只存在於 DNA 上，還存在於 RNA 上。由於不同基因的脫氧核糖核苷
　　酸的排列順序（鹼基序列）不同，因此，不同的基因就含有不同的遺傳信息。

8　英語是：Human Genome Project, HGP。

第 一 章

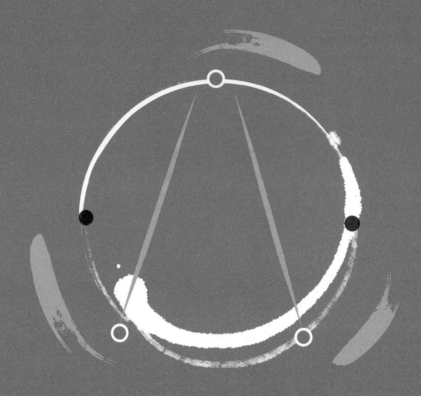

兩套生命體

近年來的學習和研究，讓筆者深切地感受到，人具有兩個生命體。

一個是父母給的遺傳生命體，也就是這個有血有肉的「**有形**」身體；另一個是天地給的「自然」遺傳生命體，就是《黃帝內經》所說的「人以天地之氣生，四時之法成……人能應四時者，天地為之父母」。這是一種「**無形**」的生命體。**它的構成是「氣」。它運行狀態的標識是陰陽和五行。**

有形體的肉身和這無形體的「氣」乃至於「神」的結合，一陰一陽，才構成了真實的生命。所以，《易經》說「一陰一陽謂之道」[1]，道就是生命。換句話說，「有形」和「無形」是相互依存，相互作用的，**形神俱備**，才構成了人的真實的生命活動。

筆者以為，這個生命體——與天地相通的生命體，它的生、長、旺、衰過程，正是具有千年傳統的中華術數和中醫學研究的核心內容。

方法論

現代科學，這裡指的是哥白尼、牛頓以來的近現代科學體系，尤其是在此科學體系思想指導下的現代醫學，在短短的三、四百年內，對這個「有形」生命體做出了深刻的探究，取得了有目共睹的豐碩成果。

但是，包括醫學在內的、現代科學之偉大的成就，使一些受過現代教育的人的心理膨脹起來，自大起來、狂妄起來。於是，凡是不同於這個體系的觀念、方法和研究，都被斥之為「不科學」、甚至是「偽科學」。大概到上世紀中葉，這種「機械唯物論」的思潮走到了它的巔峰。

然而，隨着科學的進步，人們觀察到了一系列新的現象，比如量子糾纏等，這讓今日的科學家們捫心自問，到底你對這個世界認識的程度到了哪個地步了？

他們終於發現自己對這個世界的認知，從原來那種自以為對這個世界的框架已經基本刻畫完畢、只需要填補一些細節就可以了，又重新回到了三百多年前牛頓所

講的，只是在知識的大海邊上拾幾個貝殼便引以為豪的地步。也就是説，從自大、目空一切，回到了謹慎、謙遜。這本該是研究科學應有的基本態度啊！這次，他們真心承認，現代科學對這個廣袤的世界的認知還十分有限。[2] 於是，真正有眼光、有抱負的科學家，把他們的目光投向了東方，投向了已經被冷落了很久的東方智慧的寶庫。

這是我們東方文化復興的歷史機緣呵！

在科學研究的方法論上，按筆者粗淺的看法，從大方面來講，可以歸為兩大類：

一類是追求**因果關係**。這是近現代科學所遵循的、也是竭力做到的。它的思想來源是古希臘的哲學，尤其是原子論。它是一種以形式邏輯、數學表述以及實驗室條件可以重複性為基礎的科學探究，從現象中尋找其背後的抽象的規律。

另一類，筆者稱之為是追求**相關關係**。它把世界上的各種現象，根據其相關性聯繫起來，從而在經驗的基礎上尋找出藏在現象背後的某種規律性來。

我們東方傳統的探究就具有這樣的特徵。因此，它直接以現象，或稱「象」為紐帶，從不同事物的相關關係中挖掘規律。它可以把天、地、人聯繫起來，去認識生命的真諦。我們古代「六經之首」的易經，我們歷史悠久的中醫學，都是沿着這樣的探究途徑走過來的。

事實上，今天科學界提出的**大數據時代**，正是在向這種研究傳統靠攏。平心而論，這種研究方法，有它的長處，也有它的短處。它的長處是可以把看來不相關的東西相互聯繫起來，探尋個究竟。它可以讓思想的觸角延伸到廣袤的宇宙，天、地、人都是它探秘的目標。它不僅可以用於微觀，而且擅長於用在宏觀上。它可以避免現代科學帶有的「原子論」的局限。現代科學為了有效地尋找因果關係，必然把許多不確定的因素不斷地排除在外，其結果常常把科學的成果僅限於實驗室的條件。

那麼，它的短處呢？它需要依靠探究者的領悟或悟性，具有一定的模糊性。所以，現代科學的發展可以日積月累，與時俱進，短短幾百年，涓滴之水已經匯成了萬頃碧波；而傳統智慧下的探索，往往是一個高峰以後，需要等待很長的時間，再看到另一座高峰。

然而，如果我們結合大數據時代所提供的科學調查手段、數理統計方法以及電腦工具，這種模糊性是可以被逐漸克服的。新時代的科學思維，包括大數據的思想和工具，為傳統的探究提供了一個前所未有的廣闊天地。所以説，我們不僅趕上了歷史的機緣，同時還趕上了方法論、研究工具成熟的年代，使我們不僅有了繼承我們祖先東方智慧的歷史機遇，而且還具有了進一步在現代開拓這種智慧的思想方法和物質條件。

讓我們珍惜這樣的歷史機緣和當代先進的工具條件吧。從這個角度來説，我們是十分幸運的。

時空基因

無論是現代科學，包括生物學、生理學和醫學，還是東方的生命科學，都關注着人體生命的基本構成和它的**初始狀態**。初始條件的敏感性是現代「混沌理論」的重要內容。大家熟悉的所謂「蝴蝶效應」正是對初始條件作用的形象性描述。[3]。

在今天科學的眼光下，支持着**有形生命體**的基本構造和性能的是**基因**（遺傳因子）。它是具有遺傳效應的 DNA 片段，儲存着生命的種族、血型、孕育、生長、衰亡等過程的全部信息。

人們對基因的認識是不斷發展的。自 19 世紀 60 年代，奧地利遺傳學家孟德爾提出生物的性狀是由遺傳因子控制的觀點；到 20 世紀初，美國遺傳學家摩爾根通過果蠅的遺傳實驗，得出了染色體是基因載體的結論；再到 20 世紀 50 年代，沃森和

克里克提出雙螺旋結構，基因的本質已經顯露在人們的眼前，於是有了一場 DNA 革命。接着是 1990 年正式啟動的、包括中國在內的六國科學家參加的「人類基因組計劃」。到本世紀初，這個計劃下的人類基因組草圖繪製工程圓滿完成，它標誌了現代生命科學翻開了嶄新的一頁。

人類基因組草圖的繪製成功，不僅讓人們初步瞭解了人類的基因信息，還讓生命科學變成了**數據密集型**學科，從而便利了隨後的研究工作。從目前的趨勢來看，科技界正努力將相關學科變成數據密集型學科，然後再推動這個學科相關知識的商業化。人類健康不僅與基因相關，還與基因所處的微觀環境相關聯，提倡在分子水平上進行研究的「精準醫療」也由此問世。

這是現代科學已經做的。基因工程已是現代生命科學技術的重要領域。

那麼，對於**無形生命體**呢？

我們中華的先哲早就開始研究了。這可以追溯到中醫學產生和形成的古老年代。中醫典籍《黃帝內經》成書於先秦至西漢時期，距今也有兩千多年了。誠如筆者在《解讀時空基因密碼：疾病有數》（以下簡稱《解讀時空基因密碼》）一書中已經指出，這個無形生命體來自天地，來自自然，來自宇宙時空場。它是自然遺傳生命體。

這裡，讓我們再次重溫《黃帝內經》中的這段名言：

> 天覆地載，萬物悉備，莫貴於人：人以天地之氣生，四時之法成⋯⋯夫人生於地，懸命於天；天地合氣，命之曰人。人能應四時者，天地為之父母⋯⋯[4]

它說明：

（1）除了有血緣關係的親生父母之外，自然或天地，也是人的「父母」，故「人以天地之氣生」；「天地為之父母」。

（2）這裡有天、地、人三者。請注意：它不僅不是西方哲學中的天人絕然二分；而是認為自然界上有天，下有地，人活動於天地之間：「上下之位，氣交之中，人之居也」；(5) 而且，人本身就是天地「合氣」作用的結果，所以「天地合氣，命之曰人」。

（3）天地的本原是什麼？是「氣」。

「氣」是中國古代自然哲學中標示物質存在的基本範疇。進入中醫學後，它也成了中醫學理論的基石。在我們古人的眼裡，自然和人，都是由同一種運動着的基本材料化生而成。這個基本材料就是「氣」。正是它的流蕩不息，才有自然界的一切。人之所以為人，並不是因為它是天地間的普通一物，而是因為它是天地神化機會的一種傑作。人是宇宙自然的縮影、副本，他與天地是相類共通的。

顯然，由於「氣」，人與自然是一個統一體，氣機相互呼應，息息相通。而且，宇宙是一個大天地，人身是一個小天地。人與自然之間存在着共通的規律。這個共通的規律，正是氣機活動的規律。

根據《黃帝內經》這段經典文字，我們可以體會到：當新生兒從母親肚裡生出來，剪斷臍帶、哇的一聲打開口門和肺門之時，他開始直接感受到外部環境的天地自然之氣。此時，自然時空的狀態就在他身上打下了深深的印記，形成了一個人的**自然遺傳生命體**，即所謂「天地合氣，命之曰人」的個體自然人。

正是這個自然（天地或宇宙時空場）賦予新生兒的這個**生命初始結構**，筆者稱之為**「時空基因」**。

時空基因的表述

如何表述這個「時空基因」呢？

在中醫學和傳統術數研究史上，對於自然「氣」運動的表述曾經出現過兩種不同系統的表述形態。

一種是**五運六氣學說**。

運氣學說導源於《黃帝內經》中的「運氣七篇」[6]，佔了現今《內經》的三分之一篇幅，它被譽為「中醫的最高核心理論」。

運氣學說認為，每一年都有自己獨特的氣象特點。這種年度之間的氣候差異，以 60 年為一個週期。根據運氣學說，天地之間存在着兩大氣象要素系統：一個是「五運」系統，由木、火、土、金、水五氣構成，按五行結構法則組織起來，稱為「五運」；另一個是「三陰三陽」系統，由風、熱、暑、濕、燥、寒等六氣構成，按三陰三陽（即少陰、太陰、厥陰、少陽、太陽、陽明）的結構法則組織起來，稱為「六氣」。

在五運內部，又分大運、主運和客運。大運主管每年全歲的五運之氣。五行之氣處於天地升降之中，故又稱「中運」；以其一運統治一歲，因此也稱為「歲運」。大運一個週期為 5 年。主運則主宰一年之中五個時令季節的一般常規氣候變化。也就是自大寒日起，每運各主 73 日零 5 刻。客運指每年五個時令季節中的特殊變化。

在六氣內部，也分主氣和客氣。主氣和主運的基本意義相同，但它將一年分為 6 步或 6 個節段（時間段）。主氣反映每年各個節段氣候的一般常規變化；客氣是它們的異常變化。

於是，根據五運和六氣這兩大系統之間、以及它們內部發生的相生相勝、相吸相斥的交互作用，在許多因素的自然綜合過程中，形成了 60 種年氣象類型，正好是一個甲子的 60 年循環週期。而這不同的 60 年氣象類型，按照《內經》提供的方法，可以根據天干地支符號所標記的陰陽五行內容一一演算出來。

天干地支是運氣學說的推演符號，十個天干、十二個地支以及「十干化運」的情況分別如下：

十 天 干：甲、乙、丙、丁、戊、己、庚、辛、壬、癸

　十二地支：子、丑、寅、卯、辰、巳、午、未、申、酉、戌、亥

　十干化運：甲己———土運

　　　　　　乙庚———金運

　　　　　　丙辛———水運

　　　　　　丁壬———木運

　　　　　　戊癸———火運

　　「十干化運」是根源於日月星球運動對地球的影響，具體説，是由二十八宿位於天體上的方位來決定的。

　　根據前文所述的「人與天地相應」的共通律，這自然氣候的變化會影響到人體的健康和疾病。在正常情況下，人體能按照運氣規律加以調節，跟年度氣象類型同步，並與之適應。但是，如果不適應年度氣候出現的異常變化，人體就會出現跟氣候變化特點相關的外感病、流行病。

　　五運六氣學説，作為祖國醫學基礎理論的重要組成部分，是古人長期認真觀察自然界氣候變化現象，以及氣候對人體生理、病理方面所產生的影響，逐漸總結出來的一套醫學氣象理論。自然界存在着的氣候變化，以及生物（包括人體在內）對這些變化所產生的相應反應，是運氣學説得以形成的物質基礎。

　　運氣學説是中華文化寶庫中的瑰寶。《素問 · 六節藏象論》説：「不知年之所加，氣之盛衰，虛實之所起，不可以為工矣。」這是告誡為醫者，若不知年歲運氣之盛衰變化，則不可以言醫。——「不知運氣而為醫，欲其無失者鮮矣。」

　　關於五運六氣學説的應用，筆者在《解讀時空基因密碼》中曾做過較深入的探討。

另一種是**四柱干支哲學**。

這是唐宋時代形成的一種術數體系。它用干支符號組成的四柱結構，來表述時間軸上前後相續的「氣」的運動狀態。同樣是干支，這裡的干支符號系統的內涵跟運氣學說應用的干支內涵有差異。以下是干支符號模型（其中＋代表陽，－代表陰）：

天干	甲	乙	丙	丁	戊	己	庚	辛	壬	癸
陰陽	＋	－	＋	－	＋	－	＋	－	＋	－
五行	木		火		土		金		水	
方位	東		南		中		西		北	

地支	寅	卯	辰	巳	午	未	申	酉	戌	亥	子	丑
陰陽	＋	－	＋	－	＋	－	＋	－	＋	－	＋	－
五行	木	土	火		土		金	土		水	土	
方位	東			南			西			北		
四時	春			夏			秋			冬		
月份	正	二	三	四	五	六	七	八	九	十	十一	十二

表 1.1 干支符號模型

由 10 個天干與 12 個地支按序組合，便構成了 60 個干支，稱為「六十甲子」。由於干支符號既有表述時間的功能，又具有陰陽五行的內涵，它可以成為刻畫自然「氣」運動的良好工具。每一個相對獨立的氣運動片段，都可以用一個四柱結構來表述。比如，筆者此時寫作的當下時間是：2018 年 11 月 3 日下午 4 點。它可以

表述為：

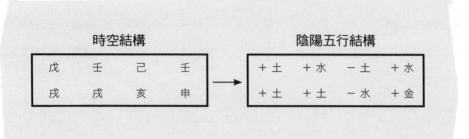

表 1.2 四柱時空結構（＋表示陽；－表示陰）

　　左側是 2018 年 11 月 3 日下午 3-5 點這個時段的四柱時空結構，根據干支符號模型，它又可以「翻譯」成右側的一個具有「陰陽五行」內涵的結構，它刻畫了這個時空片段的氣運動的狀態。

　　這裡可以看到，在運氣學說的框架下，它所刻畫的氣運動的最小時間片段是年內的 6 步節段（六氣），時間跨度約兩個月或 60 天；而四柱干支哲學所能刻畫的最小時間片段是 2 個小時。因此，聯繫到新生兒的時空基因結構的表述，應用運氣學說的表述，兩個月內出生的新生兒將共享同一個時相框架；但若應用干支哲學，則每 2 個小時就有一個獨立的時空結構。再看總體情況，運氣學說每 30 年一次循環，共有 180 個不同的時相框架；四柱干支是每 60 年一個循環，共有 561,600 個不同的時空結構。顯而易見，在描寫的「精細」方面，兩者簡直不能同日而語。

　　正因為如此，我們對個體人出生時間的氣運動狀態的描述則選擇**干支哲學**的表述方法。

當然，做這樣的比較和選擇，並沒有絲毫貶低運氣學說價值的意思。因為運氣學說所刻畫的是自然界的**氣象和物候的變遷**。這種變遷的刻畫不可能使用兩小時的時間跨距。《素問‧六節臟象論》說：「五日謂之候，三候謂之氣，六氣謂之時，四時謂之歲，而各從其主治焉。」顯然，古人以五日為一個最小氣候變化節律，四季七十二候為一年，周而復始。這是其一。

其二，誠如《解讀時空基因密碼》所做的，在研究了個體的「時空基因」信息以後，我們仍然要回到五運六氣，來觀察作為外部環境的氣象、物候變化對個體人的影響，由此尋找因時制宜、與時俱進的個體人養生防病的保健策略。

總之，在中華傳統文化的寶庫中，筆者找到了「時空基因」的表述：

時空基因 = 出生時的四柱結構

也就是說，一個人的時空基因就是他出生時反映自然氣運動狀態的四柱時空結構。這個時空基因聯繫着這個個體人的**先天稟賦**。

在《解讀時空基因密碼》一書中，我們探討了個體人時空基因與先天體質之間的相關性。作為它的續篇，本書所要探討的主要課題是：**個體時空基因與先天潛在的疾病傾向之間的相關性。**

注釋：

1　《易經》「繫辭上」。

2　按照施一公教授 2016 年 1 月 17 日在「未來論壇」年會上的講話：「科學發展到今天，我們看到的世界，僅僅是整個世界的 5%。這和 1000 年前人類不知道有空氣，不知道有電場、磁場，不認識元素，認為天圓地方相比，我們的未知世界還要多得多，多到難以想像。」（《生命科學認知的極限》）

3　作為數學的一個分支的「混沌理論」（Chaos Theory），研究對初始狀態高度敏感的動態系統。在這個系統中，初始狀態的微小不同，比如數值計算中數字捨入的差別，計算的結果會有巨大的差異。即使一個系統是決定的，也就是未來的行為完全取決於初始狀態，沒有任何隨機成分在內，由於初始條件的細微差別，也不能保證系統的可預測性。

　　1961 年，氣象學家 Edward Lorenz（1917-2008）開發了一個預報天氣的程序。有一次他在電腦上用那個程序進行第二次計算時，為了使運算快一點，Lorenz 沒有讓電腦從頭開始運算，而是從中途開始，把上次的輸出結果直接輸入作為計算的初值。一小時後，他發現了出乎意料的事：天氣變化從第一次的模式迅速偏離，在短時間內，天氣的模型變得完全不一樣了。Lorenz 後來檢查計算過程發現，原因是出在輸入的數據是 0.506，精準度只有小數點後 3 位，但該數據正確的值為 0.506127，到小數點後 6 位。

　　輸入的細微差異會導致輸出數值的巨大差別，這種現象就被稱為對初始條件的敏感性。1963 年，Lorenz 發表論文「決定性的非週期流」分析了這個效應。後來他有一個比喻說：「一隻蝴蝶在巴西扇動翅膀，一個月後會在美國德州引起龍捲風。」因此這種初始條件不同引起的連鎖巨大變化，又被稱為「蝴蝶效應」（Butterfly Effects）。

4　《素問 · 寶命全形論》。

5　《素問 · 六微旨大論》。

6　它們是《天元紀大論》、《五行運行大論》、《六微旨大論》、《氣交變大論》、《五常政大論》、《六元正紀大論》、《至真要大論》，後世稱為「運氣七篇」。

第二章

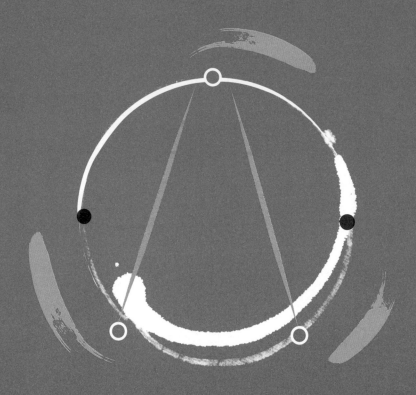

樣本和統計結果

大數據時代有一句擲地有聲的話：

除了上帝，任何人都必須用數據來說話。[1]

現在，我們要研究個人出生的「時空基因」與潛在的疾病關係，證明它們之間確實具有相關性。這個論題似乎超出了現代受過教育的人的常識，自然更需要用數據來說話。因此，收集資料，製作研究樣本是本書工作的開始。

樣本

筆者收集到疾病資料已超過 3,000 多例。它們都包含兩個主要內容：（1）患者的出生時間，即年、月、日以及出生的具體時間或時辰；（2）所患疾病。其中，屬以下七類常見病的有 986 例，見下表：

	疾病	案例
1	心臟病（包括風濕性心臟病、心臟手術等）	145
2	腦血管病（包括高血壓腦梗、腦溢血、腦血栓等）	153
3	肝系病（包括肝炎、肝硬化、肝囊腫等）	209
4	肺系病（包括肺氣腫、肺炎、肺結核、哮喘、氣管炎等）	128
5	腎系病（包括腎炎、腎結石、腎衰竭等）	108
6	胃病（包括胃炎、胃潰瘍、胃出血等）	143
7	糖尿病	100

表 2.1 疾病樣本

這 986 案例成了本書七類常見疾病研究樣本的重要組成部分。[2]

數據轉換

　　跟《解讀時空基因密碼》中所述的分析程序一樣，首先把案例人的出生時間轉換為一個四柱時空結構。

　　比如我的一位朋友，案例 1：男性，上海市人，1946 年 10 月 20 日中午 12:40 出生。他患有高血壓腦血管病、糖尿病。今年夏天 6 月底的時候還發生了一次小中風，幸好及時送醫院治療，雖然出院後來有一段時間走路需要用拐杖，但終究沒有釀成偏癱的嚴重後遺症。他出生的四柱時空結構是：

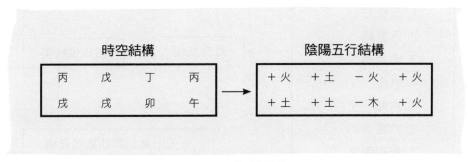

案例 1 四柱時空結構

　　自然，它具體的陰陽五行內涵要比上圖更為豐富。作為統計案例樣本的輸入，還需要經過以下編碼和轉換流程，將它轉換為一個含有若干 x 變項的數組結構。下面是編碼流程：

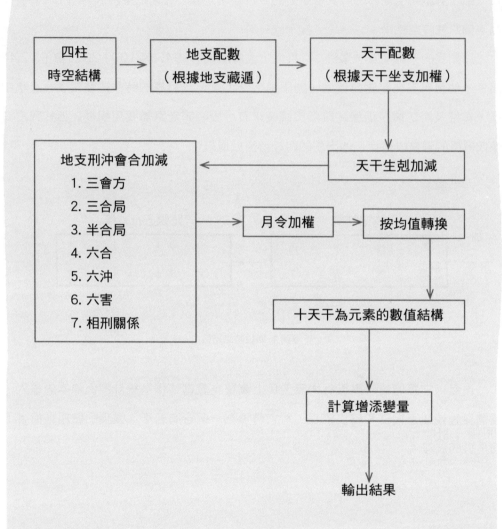

圖 2.1 編碼程序

經過這樣的編碼程序，案例 1 的時空結構就轉換為一個含有 11 個變量的數組結構。前 10 項是按順序排列的十個天干，第 11 項是「燥濕度」。[3] 根據「易醫同源」的原則，五行對應於人體的五臟如下：

木	火	土	金	水
肝	心	脾	肺	腎

表 2.2 五行與五臟配屬

而十個天干可以轉換成它們對應的五臟為：

甲	乙	丙	丁	戊	己	庚	辛	壬	癸
肝陽	肝陰	心陽	心陰	胃	脾	肺陽	肺陰	腎陽	腎陰
肝		心		脾		肺		腎	

表 2.3 十天干對應五臟配屬

於是，表述這個案例的「時空結構」的 11 個變項數組結構是：

x1	x2	x3	x4	x5	x6	x7	x8	x9	x10	x11
肝陽	肝陰	心陽	心陰	胃	脾	肺陽	肺陰	腎陽	腎陰	燥濕度
-7.85	-5.46	12.85	24.51	16.44	-7.75	-9.19	-4.68	-9.52	-9.36	37.60

案例 1 時空結構數組

時空基因圖譜

我們可以把案例 1 的時空結構數組中除變項 x11（燥濕度）之外的前 10 個變項展現為以下兩幅五臟能量分布圖：

1. 先天五臟能量分布圖（簡稱「五臟圖」）

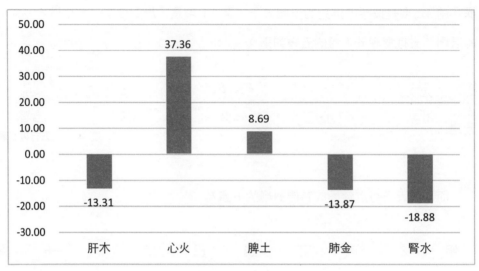

案例 1　五臟圖

2. 先天五臟內部陰陽能量分布圖（簡稱「五臟陰陽分布圖」）

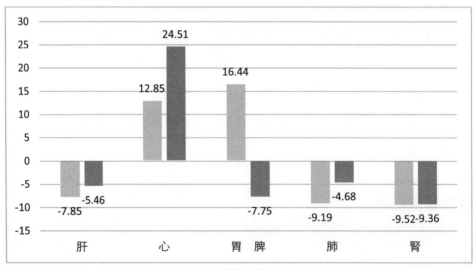

案例 1　五臟陰陽分布圖

這五臟陰陽分布圖中，淺藍色柱條表示「陽」（如肝陽、心陽等）；深藍色柱條表示「陰」（如肝陰、心陰等）。

有了上面兩幅圖示，案例 1（1946 年 10 月 20 日午時）出生時「氣」運動的陰陽五行狀態、並由此給予這個時段新生兒的「印記」——五臟能量的分布以及五臟內部陰陽能量的分布，就一目了然了。因此，可以把它們稱作個體人的「**時空基因圖譜**」。

再回到樣本的數據轉換工作上來。我們把樣本中的 986 個案例根據其出生時間通過電腦程序都轉換成類似以上案例 1 這樣的數組結構。

模糊聚類算法

這次對案例樣本的處理採取了模糊聚類算法。

模糊聚類分析是近些年來發展起來的一種新型的數據處理方法，它已經成了當前數據處理領域的研究熱點。

我們知道，聚類分析是傳統的數據挖掘的主要方法，其目標是將數據劃分成有意義或有用的類（或簇）。然而，實際中很多樣本並不具有嚴格的屬性，難以區分其所屬的具體類別。為了解決此類問題，學者們將模糊集理論引入到聚類分析中，提出了模糊聚類分析方法。它的出現雖然只有短短的幾十年，卻已引起了眾多學者的極大關注，顯示出具有強大的生命力。這種算法已經被廣泛地應用於機器學習、模式識別、網絡發掘、空間數據庫分析、文本文件採集及圖像分割等領域。

在基於目標函數的聚類算法中，FCM 類型算法的理論最為完善，應用也最為廣泛。FCM 就是模糊 C- 均值聚類算法[4]，它是最早從「硬」聚類目標函數的優化中導出來的，也是目標函數聚類算法中研究得比較充分的算法。它是目前最實用、也最受歡迎的算法之一。本書就應用 FCM 算法來處理樣本的原始數據。

對七類疾病數據，首先用 FCM 算法來分出若干個小類。比如心臟病 145 個案例，我們讓模糊聚類程序自動做出四分和五分的程序操作，其結果如下：

四分	中心樣本數	隸屬度 > 0.5	隸屬度 < 0.5
心臟病 A	42	33	9
心臟病 B	31	28	3
心臟病 C	44	28	16
心臟病 D	28	23	5
共計	145	112	33

表 2.4 FCM 算法四分結果

五分	中心樣本數	隸屬度 > 0.5	隸屬度 < 0.5
心臟病 A	30	18	12
心臟病 B	28	28	0
心臟病 C	47	29	18
心臟病 D	12	10	2
心臟病 E	28	20	8
共計	145	105	40

表 2.5 FCM 算法五分結果

電腦按程序分別自動取出四個中心或五個中心來進行案例的歸類,並輸出其分類結果。在得到結果後,我們再把各類成員按照隸屬度大於 0.5 或小於 0.5 的分為兩類,數據見於上表。

在模糊聚類算法中,隸屬度函數是模糊控制的應用基礎。論域 X 上的模糊集 A 實質上是 x ⟶ [0,1] 的函數。隸屬度 A(x) 越接近 1,表示 x 屬 A 的程度越高;A(x) 越接近 0,表示 x 屬 A 的程度越低。

表 2.4 和表 2.5 顯示:屬心臟病的 145 個案例,按四分的結果,隸屬度大於 0.5 的成員有 112 個,小於 0.5 成員有 33 個;按五分的結果,隸屬度大於 0.5 的成員有 105 個,小於 0.5 的成員有 40 個。顯然,四分的結果要比五分結果好得多。它顯示了四分中心的凝聚力要比五分中心的來得高。因此,我們就取四分的結果,並把隸屬度大於 0.5 的案例取為這類病的基礎樣本。

由於我們收集到的案例並非都是第一手的臨床資料,大多數是從非疾病專業書中搜集來的,因此通過模糊聚類算法的程序處理,不僅能自動對已有資料做出有效的分類,同時也在一定程度上去除了不合格的「噪音」(即對於選取中心隸屬度低於 0.5 的兼類較嚴重的案例)。

對其他六類疾病案例也做了同樣的處理。根據隸屬度數值,腦血管病、肝病、肺病、腎病、胃病都是四分為佳,而糖尿病則是五分為優。於是,我們得到了七類疾病 29 個小類,共 755 個案例。見下表:

編號	疾病	編號	小類	案例	佔百分比
1	心臟病 112 例	1	心臟病 A	33	29.5
		2	心臟病 B	28	25.0
		3	心臟病 C	28	25.0
		4	心臟病 D	23	20.5

編號	疾病	編號	小類	案例	佔百分比
2	腦血管病 118 例	5	腦血管病 A	39	33.1
		6	腦血管病 B	29	24.6
		7	腦血管病 C	26	22.0
		8	腦血管病 D	24	20.3
3	肝病 147 例	9	肝病 A	40	27.2
		10	肝病 B	39	26.5
		11	肝病 C	36	24.5
		12	肝病 D	32	21.8
4	肺病 104 例	13	肺病 A	28	26.9
		14	肺病 B	28	26.9
		15	肺病 C	25	24.0
		16	肺病 D	23	22.1
5	腎病 88 例	17	腎病 A	30	34.1
		18	腎病 B	29	33.0
		19	腎病 C	15	17.0
		20	腎病 D	14	15.9
6	胃病 115 例	21	胃病 A	39	33.9
		22	胃病 B	31	27.0
		23	胃病 C	26	22.6
		24	胃病 D	19	16.5
7	糖尿病 71 例	25	糖尿病 A	17	23.9
		26	糖尿病 B	15	21.1
		27	糖尿病 C	14	19.7
		28	糖尿病 D	14	19.7
		29	糖尿病 E	11	15.5

表 2.6 七類疾病 29 小類

表中前兩欄是七類疾病及其案例的總數；後四欄是每種疾病內部通過模糊聚類算法得到的小類的案例（隸屬度大於 0.5）數目，比如，心臟病有 A、B、C、D 四個小類，後面羅列的是它們各自的案例數目以及在病種內所佔總數的百分比。七類疾病共有 29 個小類。小類也可以稱為這類疾病的**分型**。每一個分型所佔樣本的百分比也顯現了它們在大類病種內的地位。這是大數據研究的**優越性**。

再加上《解讀時空基因密碼》書中曾運用過的屬平和質（健康）的 300 例案例，作為參照項，由此構成了本書分析的基礎樣本數據庫。

基本式

在《又一種「基因」的探索》和《解讀時空基因密碼》兩書中，筆者都把同類案例變項的均值作為它們所屬體質或疾病的「基本式」。基本式即由同類案例數組中變項的均值之和構成。它以 x 個變項的數組的形式來反映「類」的共同特徵。

比如，以下就是七類疾病的大類基本式，它們是由同類案例四柱結構轉換而來的十個天干以及燥濕度等 11 個變項所組成的數組的均值構成。為了幫助做出對比，筆者把作為健康類平和質的基本式（即 300 例的均值數組）也放進去了[5]，見下表：

	x1	x2	x3	x4	x5	x6	x7	x8	x9	x10	x11
	肝陽	肝陰	心陽	心陰	胃	脾	肺陽	肺陰	腎陽	腎陰	燥濕度
平和質	0.00	-1.11	0.71	1.30	0.83	-0.49	-0.32	0.02	0.26	-0.92	1.54
心臟病	0.08	-2.14	-1.17	2.96	-2.75	-0.70	-1.15	-0.35	2.17	3.03	-2.31
腦血管病	-0.86	0.05	1.02	2.73	0.41	-0.22	-0.81	-1.00	-0.78	-0.56	2.61
肝病	-0.71	-0.65	0.12	0.96	-0.39	-1.62	0.12	2.07	0.10	-0.01	0.20
肺病	-1.04	-1.86	0.09	2.63	0.50	1.21	-1.54	0.36	0.14	-0.49	0.63
腎病	-0.96	1.23	0.25	2.70	-0.68	2.38	-1.94	-1.84	-0.92	-0.23	1.55
胃病	3.58	0.94	-1.48	-1.71	2.52	-3.25	-0.86	0.44	-0.29	0.11	0.86
糖尿病	-1.15	1.31	0.97	5.37	0.05	-2.89	-1.15	0.05	-0.97	-1.59	4.77

表 2.7 大類基本式一覽表

我們同樣計算了疾病 29 小類的基本式。它們是小類案例的 11 個變項均值所構成的數組。見下表：

編號	疾病分型	x1 肝陽	x2 肝陰	x3 心陽	x4 心陰	x5 胃	x6 脾	x7 肺陽	x8 肺陰	x9 腎陽	x10 腎陰	x11 燥濕度
1	心臟病 A	-4.84	-3.16	-5.86	0.97	-1.32	7.44	3.97	9.09	-4.08	-2.23	-4.69
2	心臟病 B	-3.39	-6.31	-6.19	-4.17	-7.25	-4.93	-1.62	-2.35	16.88	19.30	-22.30
3	心臟病 C	10.71	4.43	-3.84	3.91	-2.56	-6.44	-4.08	-4.01	1.41	0.46	0.40
4	心臟病 D	-1.55	-3.61	14.91	13.35	0.45	-0.25	-4.36	-6.99	-5.84	-6.10	22.16
5	腦血管病 A	-2.08	-2.47	10.99	11.22	8.27	-1.14	-4.76	-6.37	-7.15	-6.52	22.38
6	腦血管病 B	0.93	7.79	-4.05	1.75	-5.94	10.52	-6.14	0.94	-4.33	-1.51	-3.56
7	腦血管病 C	4.41	-3.03	-5.65	-5.59	-6.86	-7.44	-0.88	-1.56	12.49	14.10	-18.33
8	腦血管病 D	-6.78	-1.85	-1.81	-0.86	3.18	-3.88	12.10	6.00	-0.51	-5.61	0.60
9	肝病 A	-1.92	-2.53	-0.15	-3.06	12.90	0.10	2.32	-2.51	-1.57	-3.61	5.37
10	肝病 B	1.89	2.23	-7.58	-5.44	-3.79	-3.65	-1.18	-3.39	10.09	10.81	-15.80
11	肝病 C	-5.58	-3.93	-6.27	-1.43	-5.40	-1.31	3.98	22.31	-1.90	-0.49	-10.63
12	肝病 D	2.15	-0.94	13.82	12.33	-2.47	-3.65	-3.69	-4.96	-6.10	-6.49	21.25
13	肺病 A	-1.55	-0.76	-5.36	-5.92	-1.61	-3.69	0.64	-2.38	9.05	11.58	-15.32
14	肺病 B	0.73	-2.32	10.19	19.61	-6.34	-1.30	-3.96	-4.84	-4.31	-7.48	19.63
15	肺病 C	0.14	-2.41	0.13	-1.38	16.75	-2.90	-3.63	-0.61	-2.93	-3.17	7.66
16	肺病 D	-3.86	-2.02	-5.62	-3.29	-6.28	14.69	1.00	11.09	-1.94	-3.78	-10.70
17	腎病 A	-4.67	-5.55	-2.08	0.63	0.92	16.42	-0.22	0.04	-4.51	-0.97	-0.93
18	腎病 B	2.00	9.93	0.89	1.16	-2.41	-3.84	-1.51	-1.06	-3.71	-1.47	4.19
19	腎病 C	2.47	-5.09	-7.02	-6.73	1.37	-7.14	-2.93	-2.86	16.74	11.17	-21.51
20	腎病 D	-2.83	4.47	11.71	20.40	-2.70	-4.62	-5.46	-6.37	-6.33	-8.28	26.14
21	胃病 A	-0.14	-4.06	-4.20	-1.99	1.40	-0.10	3.45	9.53	-1.17	-2.73	-2.50
22	胃病 B	17.33	14.74	-3.44	-3.39	-5.16	-6.72	-3.46	-6.36	-1.35	-2.21	3.90
23	胃病 C	-3.24	-4.67	8.81	4.37	18.95	-4.71	-4.80	-3.17	-6.40	-5.15	20.02
24	胃病 D	-1.92	-3.61	-6.76	-6.71	-5.16	-2.06	-0.09	-2.20	11.58	16.92	-23.38
25	糖尿病 A	-5.25	-5.88	-0.42	5.74	15.96	0.28	-2.19	-0.04	-2.66	-5.55	9.80
26	糖尿病 B	-0.77	-3.51	10.66	20.40	-1.58	-3.30	-4.01	-3.69	-6.22	-7.99	23.72
27	糖尿病 C	1.95	-2.34	-2.48	-2.70	-3.94	-6.23	-2.56	-6.04	11.75	12.58	-10.83
28	糖尿病 D	-5.63	-1.61	-1.06	-0.02	-7.15	-1.32	7.90	14.71	-3.32	-2.50	-3.29
29	糖尿病 E	6.41	27.38	-3.15	1.46	-8.09	-4.98	-5.37	-5.65	-4.41	-3.61	1.29

表 2.8 疾病 29 小類基本式一覽表

有了這些統計的結果，我們可以進入疾病先天時空結構信息的分析階段。

注釋：

1　轉引自塗子沛《大數據》第 13 頁。原話出自美國管理學家、統計學家愛德華 · 戴明（1900-1993）。
2　下文肝系病、肺系病、腎系病就簡稱肝病、肺病、腎病。
3　計算方式參見《解讀時空基因密碼》第四章。
4　它是由 J.C.Dunn 提出（1974 年）、並經 J.C.Bezdek（1981 年）發展起來的一種模糊聚類算法。
5　見《解讀時空基因密碼》第 75 頁。

第 三 章

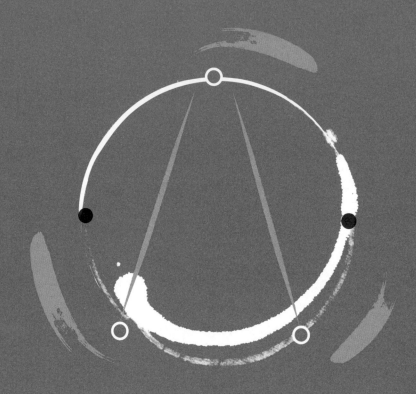

基本理論和分析工具

在對樣本的疾病統計結果做出分析之前，先介紹一下我們將運用的中醫學相關理論以及分析工具。

在時空基因圖譜中，作為「氣」的陰陽五行狀態，它們所對應的是人體的五臟能量分布。這裡，先簡述中醫五臟的一些特性。

五臟特性

1. 心臟

（1）心主血脈和心主神明，是生命的基礎，在臟腑系統中居於中心地位。血乃脈中赤色的液體，脈乃血行的管道。心對血脈起着主導的作用。神包括了人體生命活動和精神、思維活動。心神正常，則五臟安和。

（2）心為陽臟，主陽氣；居上焦。心陽溫煦人體，推動血液運行，營養全身。凡脾胃腐熟運化，腎陽之溫煦蒸騰，以及全身水液代謝，都要依賴心陽的溫化作用。心陰則起着滋養心臟的作用，令心陽潛藏而免於過分亢奮。

2. 肺臟

（1）肺主氣，司呼吸。肺為華蓋，與外界直接相通，易受外界環境的直接影響。自然界之風、寒、燥、熱等邪氣，多直接從口鼻而入，影響到肺，進而影響其他臟腑，故「肺為五臟之天。」[1] 肺位最高，主肅降，通調水道。也就是說，肺氣的肅降可以使上焦的水液不斷下輸，直至膀胱而使小便通利，所以「肺為水之上源。」

（2）肺為嬌臟，不耐寒熱；肺為清虛之體，不能容邪。相鄰臟器病變容易流注虛體，如肺多受肝火、脾濕等影響。

3. 脾臟

（1）胃主受納，脾主運化。受納指受納水穀。飲食入胃，經過腐熟後，部分水穀精華輸送於脾。脾主運化，包括運化水穀精微和運化水濕。脾胃吸收後天營養是所有臟腑功能活動的基礎，故為後天之本。脾統血，是指脾有統攝血液正常運行的作用。

（2）脾為太陰，陰性主靜，故多受他臟影響，而少有剋伐他臟。脾病引致他臟之病者，以虛證為多。

4. 肝臟

（1）肝為剛臟，體陰而用陽。所謂「體陰」，指肝為藏血之臟，血屬陰；同時，肝臟位居於下，下亦為陰。所謂「用陽」，在生理上，肝內寄相火，其氣主升主動，動者為陽；在病理上，肝陰、肝血易虛，陰不制陽則陽易亢。故臨床上多見肝氣、肝風和肝火之屬的陽證。肝性喜調達。

（2）肝主風，喜動難靜，對其他各臟容易造成影響。「若衰與亢，則能為諸臟之殘賊。」[2]

5. 腎臟

（1）腎藏精，為先天之本。先天腎氣是否充盈，是五臟功能的基礎。腎主水，有調節體液平衡的作用。腎主納氣。只有腎氣充沛，才能使肺的氣道通暢，呼吸均勻。

（2）腎主元陰元陽，為水火之臟，凡久病均可及腎。同時腎中存命門之火。「命門為元氣之根，為水火之宅。」[3]「腎中真水，次第而上生肝木，肝木又生心火。腎中真火，次第而上生脾土，脾土又生肺金……蓋腎之為臟，合水火二氣，以為五臟六腑之根。」[4]

五臟學說

五臟學說是以肝、心、脾、肺、腎五臟為中心建立起來的一個理論體系，它把內而臟腑，外而軀體、全身連屬的經絡、內外相通的空竅，構成整體的五大系統，從而闡明它的理、法、方、藥、證、治。

在歷史上，中醫辨證形成過三大體系：以六經論傷寒，以三焦或衛氣營血論溫病，五臟論雜病。由於傷寒的傳變很有規律，六經證候經界分明；對於溫病的證候，用三焦或衛氣營血方能劃清層次，故傷寒和溫病都形成了成熟的辨證施治的體系。自從《黃帝內經》奠定了中醫學的藏象學說，就有了五行與五臟的配屬法則。同時，引進了乘侮和勝復理論，使原先自然哲學中的五行關係在中醫領域內得到了進一步的深化。後來宋、金、元歷代諸家對臟腑為綱歸納臨床各候疾病的體系做了大量的工作。到了明清時期，臟腑病機理論更得到了長足的發展。八綱辨證與五臟結合，使臟腑理論和臟腑關係有了新的開拓。然而，正如鄒學熹《中醫五臟病學》一書指出的：「但以五臟論雜病，至今還未形成完整的體系。」[5]

本書的研究，以五臟學說為基礎，通過出生時空所體現出來的五臟能量分布狀態，來尋找透露疾病因子的先天時空基因圖譜。同時，也希望通過這樣的研究，對中醫五臟學說的應用和完善，能做出一定的理論貢獻。

《中醫五臟病學》根據《內經》、《難經》、《金匱》以及後世的醫學之論，把五臟病變歸納為本臟自病、五臟相生關係失去平衡的病變、五臟相剋關係失去平衡的病變共三大類，列表如下：

病變五臟	本臟	自病
肺（金）	肺氣不足	肺陰不足
心（火）	心火上炎	心陰血虛
脾（土）	食滯胃脘	脾虛氣陷
肝（木）	肝陽上亢	肝氣不好
腎（水）	命門火衰	腎陰虧損

表 3.1 肺心脾肝腎本臟自病表

病變\五臟	太過		不及	
	母病及子	子病犯母	母不順子	子盜母氣
肺（金）	金病及水（肺氣水腫）	金病及土（肺病生痰）	金不生水（肺腎陰虛）	金弱土虛（脾肺氣虛）
心（火）	火盛及土（熱積胃腑）	火病及木（熱極動風）	火不生土（五更泄瀉）	火衰木病（血不養筋）
脾（土）	土盛及金（脾濕犯肺）	土病及火（脾濕化熱）	土不生金（脾虛肺燥）	土虛火衰（小腸虛寒泄瀉）
肝（木）	木旺生火（怒動肝火）	木病及水（鬱火傷陰）	木不生火（膽虛不眠）	木衰水虧（肝腎陰虧）
腎（水）	水盛及木（寒滯肝經）	水病及金（水飲凌肺）	水不涵木（陰虛肝旺）	水虛金病（陰虛肺燥）

表 3.2 五臟相生關係失衡病變表

病變\五臟	太過		不及	
	相乘	相侮	反乘	反侮
肺（金）	金行乘水（肺燥肝熱）	金旺火郁（肺熱化火）	火旺金囚（心熱肺燥）	木旺金傷（肝火侮肺）
心（火）	火行乘金（心火傷肺）	火旺水枯（熱盛傷陰）	水勝剋火（水飲凌心）	金冷火衰（寒滯胸痹）
脾（土）	土行乘水（脾病及腎）	土盛木郁（肝膽濕熱）	土敗木賊（脾虛肝旺）	土不制水（脾虛水腫）
肝（木）	木行乘土（肝病傳脾）	木火刑金（肝火犯脾）	金勝剋木（肝弱肺旺）	木不疏土（肝脾不調）
腎（水）	水行乘火（寒水沖心）	水泛土崩（腎病水腫）	土旺剋木（瀉致癃閉）	水虛火盛（心腎不交）

表 3.3 五臟相剋關係失衡病變表

這三個圖表根據五行生剋（包括乘侮）變化的線路，完整地揭示了人體由於五臟失衡後相互之間發生的影響、並由此產生的病變情況。

針對以上圖表，《中醫五臟相關學說研究》指出：「這些可能的關係在理論上都存在，具體如何發生，有否發生，往往還跟五臟本身的特點有關。按公式推導出來的關係不一定存在，或者臨床上不常用到。」[6] 這是在具體運用到臨床時需要注意的。

該書提出，五臟之間的相互作用主要有以下三種：

（1）相主作用：這是指各臟均有功能所主，在人體功能系統中發揮某方面的主導作用。比如腎、脾分別作為先天、後天之本，對他臟產生精微氣血的滋養作用；肺主氣、肝主疏泄，對他臟的功能起着調節的作用；心主神明，對他臟起着統率作用。

（2）相成作用：指各臟在生理和病理下，對他臟的功能起到協助或平衡的作用。比如肺朝百脈，協助心主血的功能的完成；肝主疏泄，協助脾胃的消化功能正常。

（3）協同作用：指人體某一生理功能，或某一病理狀態的形成，往往是兩臟或多臟共同作用的結果。人體的生命活動是一個複雜的過程，某些生理活動往往需要幾個臟腑的配合才能進行。例如氣化、呼吸、消化、水液代謝、血液流通等，其中任何一個臟腑的病變都有可能影響整體功能失常。

這是我們在具體分析時值得予以重視的。

氣化

氣化是氣機生化的簡稱。中醫重氣化這一思想，最早始於《內經》，如《素問 · 氣交變大論》説：「各從其氣化也。」

《素問》九大論奠定了氣化學說的基礎。若天地之氣正常，則陰陽調和，五行乘制；如發生異常變化，則陰陽失調，五行偏頗，氣機逆亂。人體也是這樣，氣體調和，這陰平陽秘，五臟元真通暢；若正虛邪湊，則發生病變。中醫論疾病是與邪正聯繫在一起的，而邪正的鬥爭離不開氣的消長進退。氣的消長進退，便可引起機體虛實存亡的變化。《素問·六微旨大論》説：「言天者求之本，言地者求之位，言人者求之氣交。」《天元紀大論》則説得更具體，在天部當察「氣有多少」，以瞭解陰陽失調；在地部當察「形有盛衰」，以瞭解五行偏頗；在人部當察「相召」和「損益」。

這給了我們觀察氣化現象的綱領。[7]

1. 氣之多少與陰陽失調

從中醫病因學來説，無非是外感六淫和內傷七情所引起的病變。六淫為患，不外寒熱兩端，寒邪首先傷人陽氣，熱邪傷人陰血。傷寒是按陰陽之氣的多少來分六經，溫病則以陰陽之氣的多少來分三焦或衛氣營血，可見這一寒一溫的病變跟氣之多少相關。

至於七情引起的五臟病變，也不外乎陰陽兩種變化：如喜則氣散，怒則氣上，驚則氣亂，是氣機向上向外亢奮的表現，在病變上屬陽；悲則氣消，思則氣結，恐則氣下，憂則氣鬱，一般是氣機向下向內消沉的表現，在病變上屬陰。

由此觀之，無論外感內傷都要分辨陰陽虛實水火的變化。如陽氣偏多，則出現陽盛則熱的病變；陰氣偏多，則出現陰盛則寒的病變；陽氣偏少，則出現陽虛火衰的病變，陰氣偏少，則出現陰虛內熱的病變。如果病變達到極點，則可陰損及陽、陽損及陰，甚至陰盛格陽、陽盛格陰，最後出現陰陽離決。這都是陰陽之氣偏多偏少、失去平衡所引起的病理變化。

2. 形有盛衰和五行偏頗

《素問・天元紀大論》説：「形有盛衰，謂五行之治，各有太過、不及也。」形，指五行。這是把地部有形可證之物，按五行分成五大類。通過觀察氣之盛衰，可以瞭解五臟氣化的太過和不及。當五行之間出現生剋制化失衡的情況，結合人體則五臟之氣偏盛為實，會發生五臟有餘的病變；偏衰為虛，發生五臟不足的病變。

從形體盛衰到五行偏頗，《素問・六微旨大論》説：「亢則害，承乃制，制則生化。外列盛衰，害則敗亂，生化大病。」這表明，五行必須相互承制，也就是互相依存制約，才能維持氣機的正常生化，所以説「承乃制，制則生化。」聯繫五臟生化活動來説，就必須維持五臟之間陰陽的相對平衡。這種平衡若受到破壞，五臟氣機發生偏盛偏衰，就會引起太過、不及的病變。

3. 損益相召和氣機逆亂

誠如上文所言，觀察氣機，在天部是「氣有多少」；在地部是「形有盛衰」；在人部，則察「氣的損益相召」。所謂「上下相召」，是指天地之氣互相呼應，交於中部，以進行生化。人掌握這一氣化盈虛、與時消息的規律，從而損之益之，以為養生防病、探索病理之用，故曰「上下相召，損益彰矣。」

至於氣化的活動規律，歸納起來，不外乎升降出入四種形式。而各種形式的氣化活動，又必須在一定場所裡進行。所以《素問・六微旨大論》説：「升降出入，無器不有。器者，生化之宇，器散分之，生化息矣。」這是説，升降出入的氣化活動，在任何場所裡都可以發生，場所即生化活動的空間。如果這個場所不存在了，則升降出入的氣化活動也就停止了。所謂「出入廢則神機化滅，升降息則氣立孤危。」這就是古人「因形察氣」的方法，以看得見之形，去察看不見之氣化活動。也就是本

着「有諸內必形諸外」的原理，通過辨證，從而推測體內的病理變化，確定是何經何臟，是升降出入哪方面引起的病變。

正是在深入研究氣機的活動形式方面，形成了中醫的升降學説。

升降學説

升降是物質運動的具體體現，中醫學以此來説明臟腑特性、氣化功能以至整個人體的生命活動。《中醫升降學》指出：「研究升降在人體生命活動中的地位、升降的運動形式、升降失序的病理變化、燮理升降的規律、藥物升降浮沉之性能以及升降實質的理論，謂之升降學説。」[8]

前文已經提到，人居天地之間，與天地相應。升降本是天地之氣的運動形態。《素問・六微旨大論》説：「升已而降，降者為天；降已而升，升者為地；天氣下降，氣流於地；地氣上升，氣騰於天，故高下相召，升降相因，而變作矣。」可見人體內氣的升降活動是對應於外部自然界的氣運動的。它是氣化的一種集中表現。

升降之説，有狹義、廣義之分。從狹義角度而言，升降主要指脾升、胃降。如《臨證指南》所指「脾宜升則健，胃宜降則和」。而從廣義角度來論，升降則概括了人體內以臟腑為中心的所有生命活動：「藏屬腎，泄屬肝，此肝腎之分也。肝主升，肺主降，此肝肺之分也。心主動，腎主靜，此心腎之分也。而靜藏不至於枯寂，動泄不至於耗散，升而不至於浮越，降而不至於沉陷，則屬之脾，中和之德所主也。」升降相因，則「清陽出上竅，濁陰出下竅；清陽發腠理，濁陰走五臟；清陽實四肢，濁陰歸六腑。」[9]升降失調則病變發生，升降停止就意味着生命活動的終止。所謂「出入廢，則神機化滅；升降息，則氣立孤危。」

本書主要採用廣義的升降理論，自然也包括了狹義的在內。

五臟氣機模型

事實上，在五臟學説和升降學説的基礎上，《解讀時空基因密碼》中已經設計並應用了以下的「五臟氣機模型」：

左升（肝＋心）	中氣		右降（肺＋腎）	
			肺　涼	上焦（心＋肺）
心　熱				
	脾　濕	胃　燥		中焦（脾＋胃）
肝　溫			腎　寒	下焦（肝＋腎）

圖 3.1　五臟氣機模型

氣機模型以三焦為顯現部位：分上焦、中焦與下焦。三焦是氣升降出入的通道，又是氣化的場所。五臟在三焦中的位置是：心、肺處上焦；脾、胃於中焦；下焦是肝、腎。

這個氣機模型來自人體五臟所對應的「天人合一」的圓運動[10]：

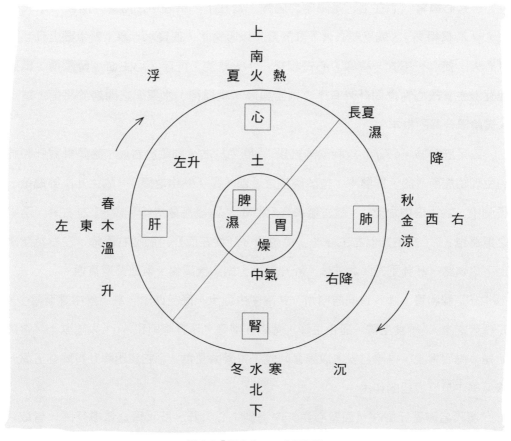

圖 3.2「天人合一」之圓運動

　　從圖 3.2 中看，一年的大氣：春升、夏浮、秋降、冬沉。夏秋之間為中氣。春氣屬木，配肝臟；夏氣屬火，配心臟；秋氣屬金，配肺臟；冬氣屬水，配腎臟。中氣屬土，配脾胃。「大氣圓運動」貫徹了《黃帝內經》「同氣相求、同類相應」的天地人之間的「氣交」原則，完整地體現了傳統中醫學的天人觀。

　　這裡，我們看到了五臟之氣升降運動之機要：在上者以降為和，在下者以升為順。進一步分析，主要有以下三對：

一是**心與腎**。心在上，是陽中之陽臟；腎在下，為陰中之陰臟。所謂「水火既濟」、「心腎相交」，就是要心火下降於腎，以暖腎水，使腎水不寒；腎水要上升，以滋心火，使心火不亢。這樣，心腎相交，水火既濟。同時，心主血，腎藏精，精血相互滋生。故心腎之間升降有序，則陰與陽、精與神、水與火之間趨於平衡，這是人體陰陽升降的根本。

二是**肝和肺**。《素問 · 刺禁論》說：「肝生於左，肺藏於右。」這是針對肝和肺的生理功能而言的。肝屬木，位於腹腔之上部，是「陰中之陽」，故主升；肺屬金，居胸中，為「陽中之陰」，故主肅降。《素問 · 陰陽應象大論》說：「左右者，陰陽之道路也。」「左主升而右主降。」這說明，肝從左而升，肺從右而降，左右為陰陽上下之道路，肝肺是升降之外輪。肝升肺降，則氣機調暢，氣血循環貫通。

三是**脾和胃**。脾、胃同居中州，共屬中央濕土，旺於四季，為「陰中之至陰」，是後天之本。「納食主胃，運化主脾，脾以升則健，胃宜降則和。」「太陰濕土，得陽始運，陽明胃土，得陰自安。以脾喜剛燥，胃喜柔潤也。」它說明脾升胃降在五臟升降氣機中具有樞紐的作用。

清代名醫黃元御在《四聖心源》中提到：心、肺、肝、腎之氣機升降，皆取決於脾胃樞軸之斡旋。「脾升則腎肝亦升，故水木不鬱；胃降則心肺亦降，故金水不滯。……中氣者，和濟水火之機，升降金木之樞。」

因此，在五臟氣機模型中，自左至右，則採取左升、中氣、右降三部分：肝、心置於左，肺、腎置於右，脾、胃置於中。這也符合《黃帝內經 · 刺禁論》所說的：「肝生於左，肺藏於右，心部於表，腎治於裡，脾為之使，胃為之市。」

下面是前述案例 1（男，1946 年 10 月 20 日午時生）的先天氣機圖：

左升	中氣		右降	
24.05			-32.75	
			肺	上焦
心			-13.87	23.49
37.36				
	脾	胃		中焦
	-7.75	16.44		8.69
肝			腎	下焦
-13.31			-18.88	-32.19

案例 1 氣機圖

從圖中可以看到，上焦實（23.49）而下焦虛（-32.19）；左升（24.05）強旺而右降（-32.75）太弱，是典型的「氣」浮於上的「象」。

進一步察看五臟能量的分布，主要是心火（37.36）值太高了，是心火獨盛；而對應的腎水（-18.88）則太弱了（事實上，在他的四柱結構中是缺水的）。火旺水弱，心腎不交。這是這個先天氣機圖顯現出來的主要問題。

再看中氣部分，是胃強（16.44）而脾弱（-7.75），參考「燥濕度」（37.60），顯而易見，脾胃燥氣太盛，脾難升而胃難降，中氣樞軸運轉有障礙，這是「氣」浮於上的又一原因。

此人常年患有高血壓、糖尿病，已經發生過腦中風症，顯然跟他的先天時空基因圖譜是有着深刻的聯繫的。

關於氣機圖，還可以進一步挖掘其中所顯現的生理和病理的信息：

肺和腎：肺為水之上源，腎為主水之臟；肺為呼氣之主，腎為納氣之根，肺腎之間升降協調，則呼吸和利，水道通暢。故氣與水的升降貫通，是肺腎關係的集中表現。

肝和腎：肝藏血，腎藏精。血的化生，有賴於腎中精氣的氣化；腎中精氣的充盈，也有賴於血液的滋養，所以有「精血同源」之謂。腎水充足，則肝血盈旺；肝血充盈，又可使精氣滿溢。故肝腎升降正常，精血滲灌，藏泄適度。

心和肺：心主血，肺主氣，心肺之間升降正常，則氣血相依，運行不息。氣為血之帥，血為氣之母，氣行則血行，氣滯則血瘀，此之謂也。

以上是五臟氣機模型之綱要。它是本書應用的分析工具。

注釋：

1　汪綺石：《理虛元鑒》。

2　沈金鰲：《雜病源流犀燭》。

3　張介賓：《景岳全書》。

4　汪綺石：《理虛元鑒》。

5　鄒學熹：《中醫五臟病學》，第 27 頁。

6　鄧鐵濤、鄭洪主編：《中醫五臟相關學說研究》，第 203 頁。

7　參見鄒學熹《中醫五臟病學》第二章。

8　寇華勝編著《中醫升降學》，第 1 頁。

9　《素問 · 陰陽應象大論》。

10　見《解讀時空基因密碼》，第 61 頁。

第 四 章

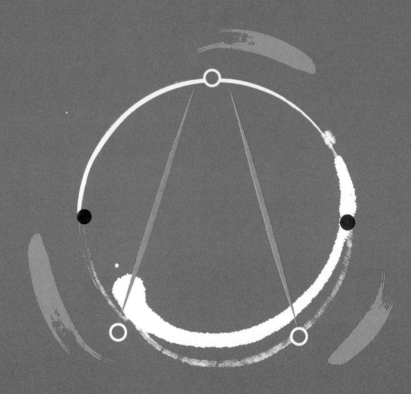

疾病的先天稟賦分析

下面我們對樣本的疾病統計結果做出分析。

先天稟賦比較

首先，對七種疾病的**大類基本式**做一個比較。下面是運算得到的**疾病基本式**（第二章表 2.7）：

	x1	x2	x3	x4	x5	x6	x7	x8	x9	x10	x11
	肝陽	肝陰	心陽	心陰	胃	脾	肺陽	肺陰	腎陽	腎陰	燥濕度
平和質	0.00	-1.11	0.71	1.30	0.83	-0.49	-0.32	0.02	0.26	-0.92	1.54
心臟病	0.08	-2.14	-1.17	2.96	-2.75	-0.70	-1.15	-0.35	2.17	3.03	-2.31
腦血管病	-0.86	0.05	1.02	2.73	0.41	-0.22	-0.81	-1.00	-0.78	-0.56	2.61
肝病	-0.71	-0.65	0.12	0.96	-0.39	-1.62	0.12	2.07	0.10	-0.01	0.20
肺病	-1.04	-1.86	0.09	2.63	0.50	1.21	-1.54	0.36	0.14	-0.49	0.63
腎病	-0.96	1.23	0.25	2.70	-0.68	2.38	-1.94	-1.84	-0.92	-0.23	1.55
胃病	3.58	0.94	-1.48	-1.71	2.52	-3.25	-0.86	0.44	-0.29	0.11	0.86
糖尿病	-1.15	1.31	0.97	5.37	0.05	-2.89	-1.15	0.05	-0.97	-1.59	4.77

表 2.7 疾病大類基本式一覽表

圖表中的 11 個變項，是從表述「時空基因」的四柱結構符號中直接計算出來的。為了有比較的參照點，這裡也羅列了「平和質」（健康）的數據。

在《解讀時空基因密碼》中，我們曾引進另外 3 個變項，它們是從前 10 個變項中推導出來的。它們凸顯了這個數組結構的一些重要特徵。再述如下：

（1）差異度（x12）

差異度是指四柱結構中五行每一組陰陽干支之差的絕對值之和。即：

$$差異度 = ABS(x1-x2)+ABS(x3-x4)+ABS(x5-x6)+ABS(x7-x8)+ABS(x9-x10)$$

算式中變項 x1、x2、……x10，就是 10 個天干按序對應的數值，ABS 指「絕對值」運算。差異度反映了各個五行內部陰、陽之間數值對比程度的總和。

（2）陰陽差（x13）

在《解讀時空基因密碼》中，我們稱之為「干值」。它是數組中 5 個陽干（甲、丙、戊、庚、壬）數值之和減去 5 個陰干（乙、丁、己、辛、癸）數值之和而得到的結果，即：

$$陰陽差 = (x1+x3+x5+x7+x9)-(x2+x4+x6+x8+x10)$$

它反映了結構中陰陽元素之間的平衡狀況，故本書把它改稱為「陰陽差」。正值為陽勝；負值為陰勝。

（3）跨距（x14）

「跨距」是指四柱結構裡 10 個天干變量中最大數值與最小數值之間「量」的差別。即：

$$跨距 = MAX(x1:x10)-MIN(x1:x10)$$

其中 MAX 求 10 個變項最大值，MIN 求 10 個變項中的最小值。它反映了四柱結構中變項數值波動的最大反差值。

比如，前述案例 1（男性，1946 年 10 月 20 日午時出生）的時空基因數組：

x1	x2	x3	x4	x5	x6	x7	x8	x9	x10	x11
肝陽	肝陰	心陽	心陰	胃	脾	肺陽	肺陰	腎陽	腎陰	燥濕度
-7.85	-5.46	12.85	24.51	16.44	-7.75	-9.19	-4.68	-9.52	-9.36	37.60

案例 1 時空結構數組

我們可以求出它的差異度、陰陽差和跨距。計算結果如下：

x12	x13	x14
差異度	陰陽差	跨距
42.91	5.47	34.03

案例 1 差異度、陰陽差和跨度

觀察案例 1 導出的這 3 個數值：差異度（x12=42.91）反映了這個四柱結構內部五行各自陰陽天干之間的反差。陰陽差（x13=5.47）是正值，表示陽氣較旺。跨距（x14=34.03）呢？是這個數組 10 個變項中最大值（x4=24.51）和最小值（x9= -9.52）的絕對值之和。它反映了四柱結構中變量之間高低的最大反差。

如果我們把樣本中平和質（300 例）人的時空基因的均值數組也做同樣的運算，求得以下 3 個數值：

平和質人：差異度、陰陽差和跨度

x12	x13	x14
差異度	陰陽差	跨距
4.24	2.38	2.41

這樣，我們可以把它們看作是**健康人**（平和質）先天狀況的特徵數據。其差異度、陰陽差和跨度等 3 個數值都比較小，它反映了後天健康的人的先天基因圖譜中變項數值的分布，相對來說是趨近於平衡的。與此相比，這位例 1 朋友（患有高血壓腦血管病、糖尿病）的時空基因結構五行分布則是十分「偏頗」了。

顯然，這 3 個從已有數組導出的變項數值對於我們觀察已有數組的特徵（它的分布偏頗性）是很有幫助的。

下面我們對已有的七類疾病基本式也做同樣的運算，求出它們相關的差異度、陰陽差和跨度，以此作為病種大類比較的數據。為了有參照點，我們也羅列了以上平和質的相關數值。見下表：

	差異度	陰陽差	跨距
平和質	4.24	2.38	2.41
心臟病	10.07	-5.62	5.78
腦血管病	3.65	-2.03	3.73
肝病	4.19	-1.51	3.68
肺病	6.61	-3.71	4.48
腎病	8.49	-8.49	4.64
胃病	10.34	-6.93	6.83
糖尿病	11.62	-4.51	8.26

表 4.1「大類」差異度、陰陽差和跨距對照表

這是參加比較的各類病種的相關數組的計算結果。不難看出，跟平和質案例均值特徵相比較，後天有上述七類常見病的人的先天基因圖譜中，陰陽和五行的分布則趨於不平衡，或者說，相對「偏頗」了。

這是就總體特徵來說的。它突顯了後天較健康的人（平和質）的先天稟賦，確實有不同於後天患有疾病人的先天稟賦的地方，這就是它的時空基因的「平和」（即平衡）性質。誠如《靈樞壽夭剛柔》所說：「人之生也，有剛有柔，有弱有強，有短有長，有陰有陽。」漢代王充也曾指出：「夫稟賦渥則其體強，稟賦薄則其體弱。」[1]稟賦遺傳是決定後天體質形成和發展的主要內在原因。以上的數值比較，顯現了：**時空基因要素分布的「偏頗」是後天疾病的重要原因。**

由此可見，筆者從時空基因下手來做研究，既是承繼了中醫學的古老傳統，同時也確有客觀事實來支撐我們的發現的。

下面逐個探討七類常見病案的基本式。

心臟病

心臟病案例的基本式是：

肝陽	肝陰	心陽	心陰	胃	脾	肺陽	肺陰	腎陽	腎陰	燥濕度
0.08	-2.14	-1.17	2.96	-2.75	-0.70	-1.15	-0.35	2.17	3.03	-2.31

表 4.2 心臟病案基本式

為了便於觀察和討論，它可以展示為以下三幅圖：五臟圖（先天五臟能量分布圖）、五臟陰陽分布圖（先天五臟內部陰陽分布圖）以及氣機圖：

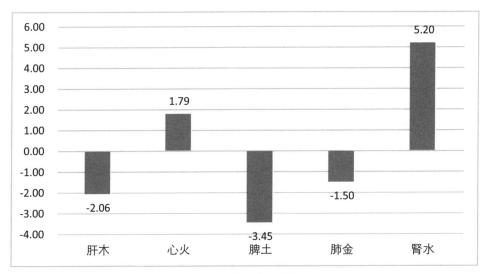

圖 4.1 心臟病案五臟圖

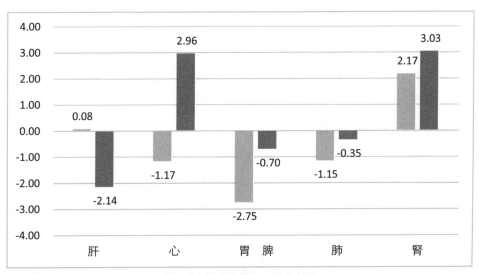

圖 4.2 心臟病案五臟陰陽分布圖

左升	中氣		右降	
-0.27			3.70	
			肺	上焦
心			-1.50	0.29
1.79				
	脾	胃		中焦
	-0.70	-2.75		-3.45
肝				
-2.06			腎	下焦
			5.20	3.14

圖 4.3 心臟病案氣機圖

從圖中，我們可以觀察到：

（1）從五臟能量分布看，心火和腎水對峙，水強火弱，旺水剋火。

（2）肝木和肺金皆弱，中土脾胃更弱。

（3）心火內部是心陰盛而心陽不足。

（4）氣機上，降多升少，陽氣不足。中氣更頹敗。

總體特徵是**心腎對峙，旺水剋火**。

腦血管病

腦血管病案例的基本式是：

肝陽	肝陰	心陽	心陰	胃	脾	肺陽	肺陰	腎陽	腎陰	燥濕度
-0.86	0.05	1.02	2.73	0.41	-0.22	-0.81	-1.00	-0.78	-0.56	2.61

表 4.3 腦血管病案基本式

它可以展示為以下三幅圖：

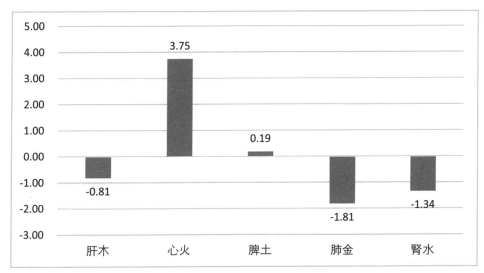

圖 4.4 腦血管病案五臟圖

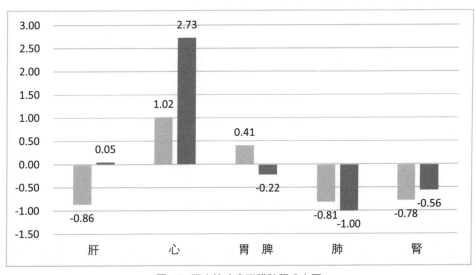

圖 4.5 腦血管病案五臟陰陽分布圖

左升	中氣		右降	
2.94			-3.15	
			肺	上焦
心			-1.81	1.94
3.75				
	脾	胃		中焦
	-0.22	0.41		0.19
肝				
-0.81			腎	下焦
			-1.34	-2.15

圖 4.6　腦血管病案氣機圖

從圖中，我們可以觀察到：

（1）從五臟能量分布看，心火獨旺。

（2）中土是胃強脾弱。

（3）五臟是腎水、肝木弱，肺金更衰。

（4）肺氣虛弱，氣不行則血不行，易導致血行障礙。

（5）氣機上，是升多降少；上焦陽亢；下焦陰虛。

總體特徵上是**陰虛火亢**。

肝系病

肝病案例的基本式是：

肝陽	肝陰	心陽	心陰	胃	脾	肺陽	肺陰	腎陽	腎陰	燥濕度
-0.71	-0.65	0.12	0.96	-0.39	-1.62	0.12	2.07	0.10	-0.01	0.20

表 4.4　肝病案基本式

它可以展示為以下三幅圖：

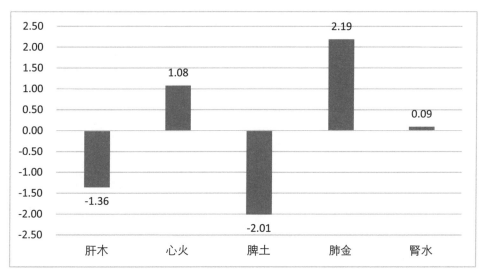

圖 4.7 肝病案五臟圖

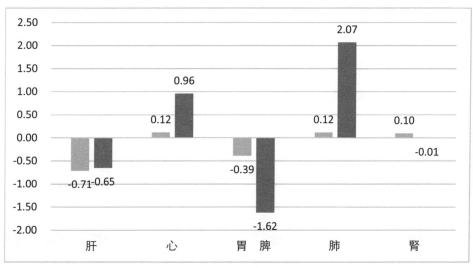

圖 4.8 肝病案五臟陰陽分布圖

左升	中氣		右降	
-0.28			2.28	
			肺	上焦
心			2.19	3.27
1.08				
	脾	胃		中焦
	-1.62	-0.39		-2.01
肝				
-1.36			腎	下焦
			0.09	-1.27

圖 4.9 肝病案氣機圖

從圖中，我們可以觀察到：

（1）從五臟能量分布看，肺金最旺。肺金與心火對峙，金強火弱，火不制金。

（2）肝木弱；肺金旺，強金剋木。

（3）中土脾胃更弱，運化乏源。

（4）氣機上，升少降多，肝氣易鬱。

總體特徵上是**強金剋木**。

肺系病

肺病案例的基本式是：

肝陽	肝陰	心陽	心陰	胃	脾	肺陽	肺陰	腎陽	腎陰	燥濕度
-1.04	-1.86	0.09	2.63	0.50	1.21	-1.54	0.36	0.14	-0.49	0.63

表 4.5 肺病案基本式

它可以展示為以下三幅圖：

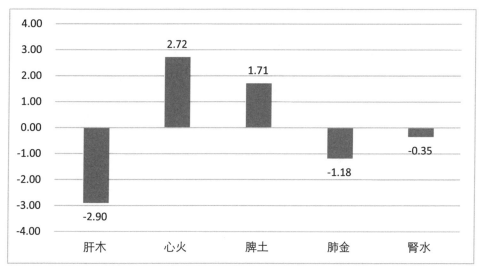

圖 4.10 肺病案五臟圖

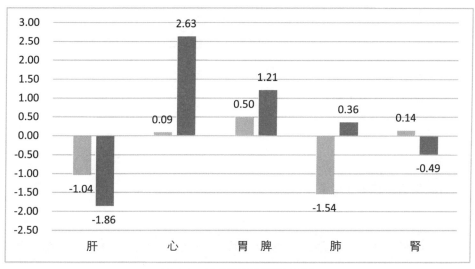

圖 4.11 肺病案五臟陰陽分布圖

第四章
疾病的先天稟賦分析
074■075

左升	中氣		右降	
-0.18			-1.53	
			肺	上焦
心			-1.18	1.54
2.72				
	脾	胃		中焦
	1.21	0.50		1.71
肝			腎	下焦
-2.90			-0.35	-3.25

圖 4.12 肺病案氣機圖

從圖中，我們可以觀察到：

（1）從五臟能量分布看，心火最旺；中土脾胃其次；肝木、肺金、腎水俱弱。

（2）強火剋肺金；肺金內部陰陽不平衡，肺氣更弱。

（3）局中肺金、腎水皆弱，肺主出氣，腎主納氣，呼吸功能不足。[2]

（4）氣機上，上實下虛，肺金肅降功能不足。

總體特徵上是**強火傷金**。

腎系病

腎病案例的基本式是：

肝陽	肝陰	心陽	心陰	胃	脾	肺陽	肺陰	腎陽	腎陰	燥濕度
-0.96	1.23	0.25	2.70	-0.68	2.38	-1.94	-1.84	-0.92	-0.23	1.55

表 4.6 腎病案基本式

它可以展示為以下三幅圖：

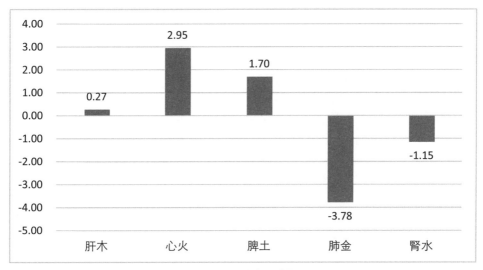

圖 4.13 腎病案五臟圖

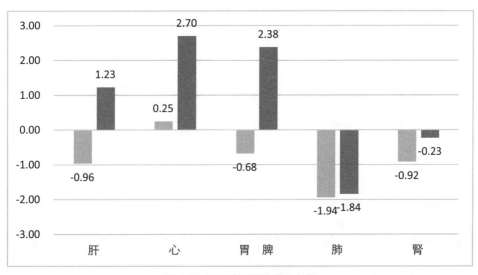

圖 4.14 腎病案五臟陰陽分布圖

左升	中氣		右降	
3.22			-4.93	
			肺	上焦
心			-3.78	-0.83
2.95				
	脾	胃		中焦
	2.38	-0.68		1.70
肝				
0.27			腎	下焦
			-1.15	-0.88

圖 4.15 腎病案氣機圖

從圖中，我們可以觀察到：

（1）從五臟能量分布看，肝木、心火、脾土為正值：心火最旺，中土脾胃次之，肝木再次之。

（2）肺金、腎水俱衰：旺火剋金，盛土制水。

（3）在肺金和腎水內部，肺氣、腎陽更衰。肺腎對水液代謝的氣化功能不足。

（4）陰盛陽衰。

（5）氣機上，左升強，右降弱。肺腎功能相對較弱。

總體是**火土旺甚、金水衰弱**。

胃病

胃病案例的基本式是：

肝陽	肝陰	心陽	心陰	胃	脾	肺陽	肺陰	腎陽	腎陰	燥濕度
3.58	0.94	-1.48	-1.71	2.52	-3.25	-0.86	0.44	-0.29	0.11	0.86

表 4.7 胃病案基本式

它可以展示為以下三幅圖：

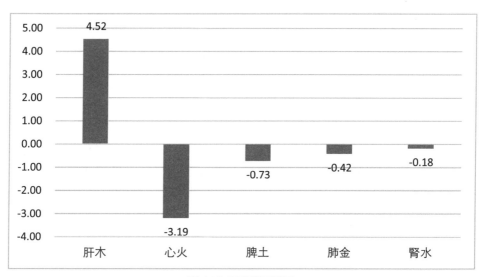

圖 4.16 胃病案五臟圖

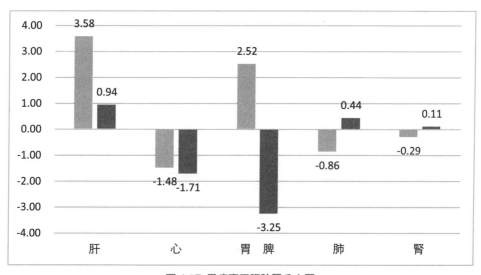

圖 4.17 胃病案五臟陰陽分布圖

左升	中氣		右降	
1.33			-0.60	
			肺	上焦
心			-0.42	-3.61
-3.19				
	脾	胃		中焦
	-3.25	2.52		-0.73
肝				
4.52			腎	下焦
			-0.18	4.34

圖 4.18 胃病案氣機圖

從圖中，我們可以觀察到：

（1）從五臟能量分布看，肝木最旺，肝陽尤盛；強木剋土，脾的運化功能不足。

（2）心火最衰，脾土次弱；火衰不生土。

（3）中土脾胃對立，胃強脾弱，胃氣不降，脾失健運。

（4）氣機上，上虛下實。

總體特徵上是**強木剋土，脾失運化**。

糖尿病

糖尿病案例的基本式是：

肝陽	肝陰	心陽	心陰	胃	脾	肺陽	肺陰	腎陽	腎陰	燥濕度
-1.15	1.31	0.97	5.37	0.05	-2.89	-1.15	0.05	-0.97	-1.59	4.77

表 4.8 糖尿病案基本式

它可以展示為以下三幅圖：

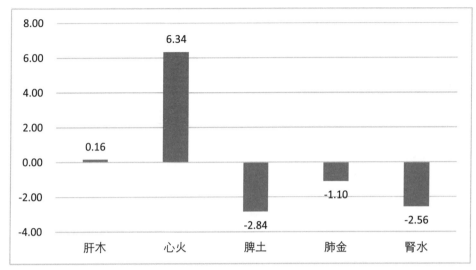

圖 4.19 糖尿病案五臟圖

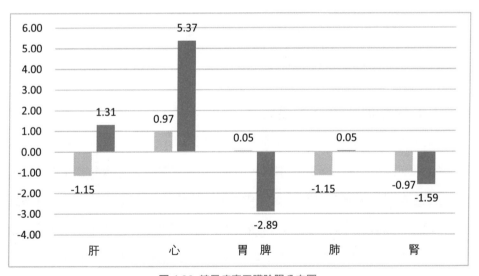

圖 4.20 糖尿病案五臟陰陽分布圖

左升	中氣		右降	
6.50			-3.66	
			肺	上焦
心			-1.10	5.24
6.34				
	脾	胃		中焦
	-2.89	0.05		-2.84
肝				
0.16			腎	下焦
			-2.56	-2.40

圖 4.21　糖尿病案氣機圖

從圖中，我們可以觀察到：

（1）從五臟能量分布看，心火最旺。全局心火旺，脾土衰，金水枯。

（2）脾陰虛，腎陰虛；心火旺，胃燥熱。

（3）氣機上，左升旺，右降弱，上焦氣盛，中、下焦虛。

總體特徵上是**火旺氣躁，脾、肺、腎俱衰**。

小結：五臟相剋關係是主要線索

　　以上我們逐一揭示和剖析了心臟病、腦血管病、肝病、肺病、腎病、胃病、糖尿病等七類常見疾病案的大類基本式。下面，就它們顯露的先天特徵來做一些探討。

　　在第三章裡，我們扼要地介紹了中醫的五臟病學。在正常情況下，五臟之間生剋制化保持了動態的平衡，人體維持着正常的生理活動。一旦五臟出現了「太過」和「不及」的狀態，正常的平衡就破壞了，人體會出現**病理現象**。五臟病學把這種病變歸納為三類：（1）本臟自病；（2）五臟相生關係失去平衡的病變；（3）五臟相剋關係失去平衡的病變。

《中醫五臟病學》從本臟自病、五臟相生關係失衡和五臟相剋關係失衡等三方面羅列了相應的 10 種關係[3]，圖示如下：

	1	2	3	4	5	6	7	8	9	10
病變	本臟自病		五臟相生關係失調				五臟相剋關係失調			
			太過		不及		太過		不及	
	本臟	自病	母病及子	子病犯母	母不順子	子盜母氣	相乘	相侮	反乘	反侮

表 4.9 五臟病變關係圖示

對照上述七類疾病先天基本式的特徵，不難發現，以上病變第 9 種——五臟相剋關係上的失衡或偏頗，尤其是「不及」中的「反乘」，佔了絕對的主導地位。這裡再把表中這一類情況展現如下：

五臟 ＼ 病變	不及
	反乘
肺（金）	火旺金囚（心熱肺燥）
心（火）	水勝剋火（水飲凌心）
脾（土）	土敗木賊（脾虛肝旺）
肝（木）	金勝剋木（肝弱肺旺）
腎（水）	土旺剋水（瀉致窿閉）

表 4.10 五臟相剋關係失衡的病變中「不及」裡的「反乘」類

跟五臟肺、心、脾、肝、腎相關的肺病、心臟病、胃病、肝病和腎病，它們的先天基因圖譜中都展現了與上表相對應的狀態。

比如，心臟病，心屬火。先天五臟能量分布圖（圖4.1）顯示：水火對峙，水最旺，水強火弱，符合表中「水勝剋火」，或者「水飲凌心」的中醫常見證型。

肝病，肝屬木。先天五臟圖（圖4.7）顯示：金旺木弱，肺金乘肝木，符合「金勝剋木」，或「肝弱肺旺」。

肺病也是如此，肺屬金。先天五臟圖（圖4.10）顯示：火旺金弱，強火乘金，故是「火旺金囚」，或「心熱肺燥」。

腎病，腎屬水。先天五臟圖（圖4.13）也顯示了「土旺剋水」。

至於胃病，屬脾臟（脾胃）。先天五臟圖（圖4.16）顯示了強木剋土，是「土敗木賊」，或「脾虛肝旺」。

顯而易見，在五臟生剋關係中，若自臟為「我」，生剋關係圈內則有「生我」、「我生」、「我剋」和「剋我」，見下圖：

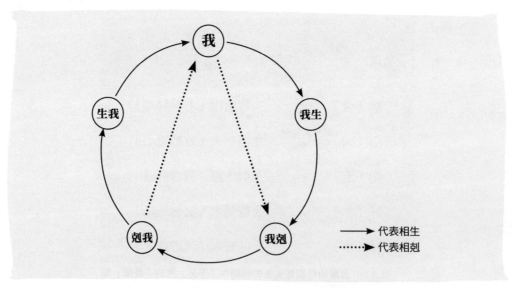

圖4.22 生剋關係圖示（實線代表相生，虛線代表相剋）

以上見到的情況都屬本臟「我」弱（不及），而「剋我」之臟處於太過狀態，故「反乘」於「我」，侮而乘之。

在表 4.9 中顯示的五臟生剋邏輯上存在的 10 種關係中，這種自身弱而「己所不勝」（剋我）侮而乘之的情形顯然佔了主導地位。這是時空基因圖譜顯現出來的五臟病變的**主要傾向**。它可以佐證中醫實際臨床中遇到的情況。

至於高血壓腦血管病，主要涉及心腦血管，心主血脈。其先天五臟圖（圖 4.4）顯示，是水火對立。跟心臟病不同之處，它是火旺水弱，陽盛陰虛。它符合五臟相剋關係失衡中「太過」的「相侮」。相侮是指被剋的一方不僅不受制，而且發生了反剋作用。它仍處於五臟相剋關係失衡這條病變路線上，符合五臟相剋關係失衡病變表（表 3.3）「太過」裡的「相侮」：心（火）的「火旺水枯」或「熱極傷陰」的證型。

糖尿病，相當於中醫的消渴症。跟消渴症關聯的主要是肺、脾、腎，尤以腎為重。它是稟賦不足，陰虛燥熱所致。其先天五臟圖（圖 4.19）顯示：心火最盛，木火為正值；脾、肺、腎皆為負值，可見脾、肺、腎俱不足，這自然是消渴症燥熱偏盛、陰津虧耗的先天稟賦條件。從五臟生剋關係上講，腎為主，腎虛為水之不及，火來反侮，符合「水虛火盛」，也屬五臟相剋關係失衡這條病變路線。

總之，從七類常見病案患者的時空基因圖譜來看，可以得到這樣的結論：**五臟相剋關係失衡是造成後天疾病的主要線索。**

注釋：

1　　王充：《論衡》。

2　　《類證治裁‧喘證》說：「肺為氣之主，腎為氣之根。肺主出氣，腎主納氣。陰陽相交，
　　　呼吸乃和。」

3　　見第三章表 3.1，表 3.2，表 3.3。

第 五 章

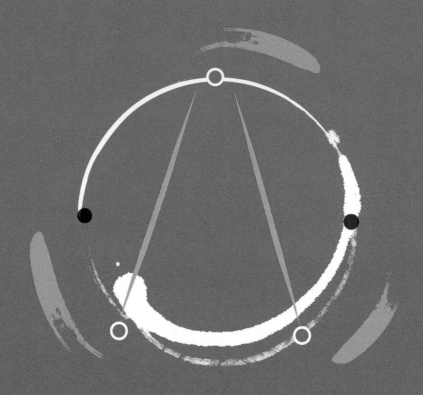

時空基因的潛在疾病分型

前一章主要從七種疾病大類基本式出發，尋找它們在「時空基因」層面上潛在的「致病」信息。現在，我們要深入到各個病種的內部，進一步挖掘相應的疾病的先天原因。事實上，這是沿着「病」向着中醫臨床的「證」的方向朝前推進一步。

筆者在研究體質時獲得了這樣的經驗：儘管「大類」基本式在某種程度上反映了這個病種的一些基本特徵，但它的概括還尚嫌粗略，尤其是要用它來做預測時，「精準度」就遠遠不夠了。因此，還必須繼續尋找「小類」，也就是進一步做「分型」工作。只有這樣，才能比較全面地揭示這個病種（或病系）的各種先天的基本形態，有一個比較全面的認識。

在《又一種「基因」的探索》（2012 年）中，因為當時收集到的案例較少，對九種體質大多只能給出一個大類基本式[1]，它可以顯露各類體質在時空基因方面的主要特徵，但要由此來做預測，就有困難了。這也是我們在做研究時常會遇到的情況：對事物做出分析相對比較容易，但以分析的結果去做演繹（或預測）就不那麼容易了。具體來說，對已知資料做歸納相對比較簡單，但想用歸納出來的規則，對新的未知資料做出預判或者預測，實非易事。正是因為這個緣故，在《解讀時空基因密碼》一書裡，對各類體質相應的時空基因結構，筆者都要進一步挖掘和探究它們具有的不同的「變體」，由此來深化對先天體質的辨認。實踐證明，由於使用了分型作業，程序的識別和預測能力顯著提高了。

誠如第二章樣本和統計所述，本書應用模糊聚類算法由電腦對樣本做出自動分類，七類疾病共得到 29 個小類：心臟病、腦血管病、肝系病、肺系病、腎系病和胃病，各分出 4 個小類，糖尿病則分出 5 個小類。至於分類多少的確定，是依據程序得到的中心所包含的隸屬度大於 0.5 的案例數目來決定的。

下面我們逐一分析這些疾病分型基本式，探討造成疾病的先天條件上的各類「變體」的情況。

跟前章的做法一樣，每一個分型基本式都展現為（1）五臟圖（先天五臟能量分布圖），（2）五臟陰陽分布圖（先天五臟內部陰陽分布圖），以及（3）氣機圖，然後在這樣比較直觀的圖示基礎上做出觀察和剖析。

心臟病分型

心臟病有四個分型。

1. 心臟病 A 型，佔案例樣本 29%。

肝陽	肝陰	心陽	心陰	胃	脾	肺陽	肺陰	腎陽	腎陰	燥濕度
-4.84	-3.16	-5.86	0.97	-1.32	7.44	3.97	9.09	-4.08	-2.23	-4.69

表 5.1 心臟病 A 型病案基本式

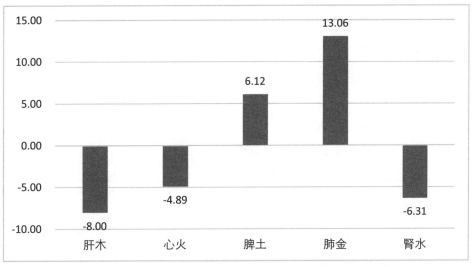

圖 5.1 心臟病 A 型病案五臟圖

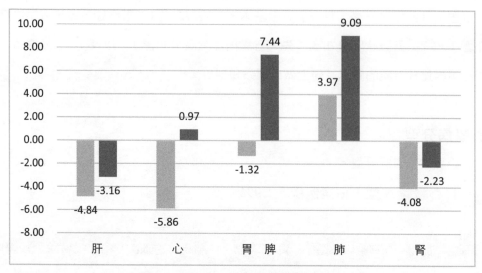

圖 5.2 心臟病 A 型病案五臟陰陽分布圖

左升	中氣		右降	
-12.89			6.75	
			肺	上焦
心			13.06	8.17
-4.89				
	脾	胃		中焦
	7.44	-1.32		6.12
肝				
-8.00			腎	下焦
			-6.31	-14.31

圖 5.3 心臟病 A 型病案氣機圖

從圖中，我們可以觀察到：

（1）從五臟能量分布看，肺金最強，肝木最弱。肺金、脾土處正值；肝木、腎水、心火皆為負值。

（2）從五臟陰陽分布看，心氣（心陽）最衰；肝氣（肝陽）、腎氣（腎陽）和胃土都弱；總體上是陽衰而陰盛。

（3）氣機上，左升弱，肝、心能量不足，是陽氣（春夏）衰弱的現象。

這個時空基因圖譜很可能成為後天與心臟病相聯繫的、具有「金冷火衰」（寒滯胸痹）病變的先天條件。這裡的「火衰」主要是心陽不足，出現了本臟（心火）「不及」而「我剋」（肺金）反侮的情況。

2. 心臟病 B 型，佔案例樣本 25%。

肝陽	肝陰	心陽	心陰	胃	脾	肺陽	肺陰	腎陽	腎陰	燥濕度
-3.39	-6.31	-6.19	-4.17	-7.25	-4.93	-1.62	-2.35	16.88	19.30	-22.30

表 5.2 心臟病 B 型病案基本式

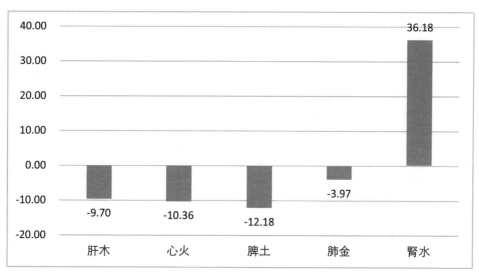

圖 5.4 心臟病 B 型病案五臟圖

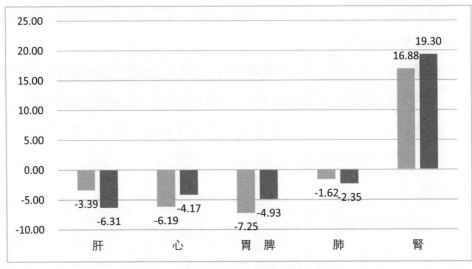

圖 5.5 心臟病 B 型病案五臟陰陽分布圖

左升	中氣		右降	
-20.06			32.21	
			肺	上焦
心			-3.97	-14.33
-10.36				
	脾	胃		中焦
	-4.93	-7.25		-12.18
肝				
-9.70			腎	下焦
			36.18	26.48

圖 5.6 心臟病 B 型病案氣機圖

從圖中，我們可以觀察到：

（1）從五臟能量分布看，是腎水獨旺（36.10）；肝木、心火、脾土、甚至肺金皆為負值。

（2）中土脾胃皆弱，土不制水。

（3）氣機上，木、火左升無力，中土下陷，下焦腎水泛濫。

這個時空基因圖譜顯現的是典型的「水勝剋火」的狀態。

3. 心臟病 C 型，佔案例樣本 25%。

肝陽	肝陰	心陽	心陰	胃	脾	肺陽	肺陰	腎陽	腎陰	燥濕度
10.71	4.43	-3.84	3.91	-2.56	-6.44	-4.08	-4.01	1.41	0.46	0.40

表 5.3 心臟病 C 型病案基本式

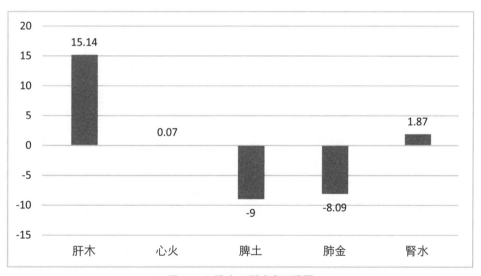

圖 5.7 心臟病 C 型病案五臟圖

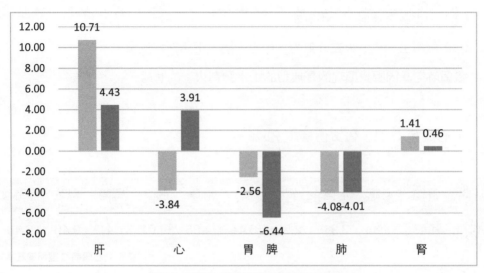

圖 5.8 心臟病 C 型病案五臟陰陽分布圖

左升	中氣		右降	
15.21			-6.22	
			肺	上焦
心			-8.09	-8.02
0.07				
	脾	胃		中焦
	-6.44	-2.56		-9.00
肝				
15.14			腎	下焦
			1.87	17.01

圖 5.9 心臟病 C 型病案氣機圖

從圖中，我們可以觀察到：

（1）從五臟能量分布看，肝木最旺；肺金、脾土皆弱。

（2）肺主氣，氣行則血行，氣滯則血滯；脾主運化，中焦衰，中氣不足，運化無力，容易帶來血滯血瘀現象。

（3）心火陰陽對立，心氣（心陽）不足。

（4）氣機上，肝氣（肝陽）過旺而心氣（心陽）衰，左升強，右降弱，中土下陷。

總體來看，是心陽不足，肺脾又弱，後天易有血滯血瘀現象。

4. 心臟病 D 型，佔案例樣本 21%。

肝陽	肝陰	心陽	心陰	胃	脾	肺陽	肺陰	腎陽	腎陰	燥濕度
-1.55	-3.61	14.91	13.35	0.45	-0.25	-4.36	-6.99	-5.84	-6.10	22.16

表 5.4 心臟病 D 型病案基本式

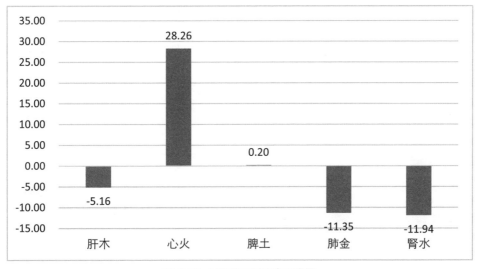

圖 5.10 心臟病 D 型病案五臟圖

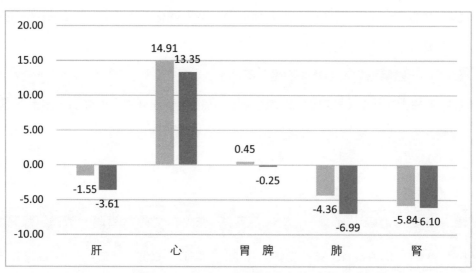

圖 5.11　心臟病 D 型病案五臟陰陽分布圖

左升	中氣		右降	
23.10			-23.29	
			肺	上焦
心			-11.35	16.91
28.26				
	脾	胃		中焦
	-0.25	0.45		0.20
肝				
-5.16			腎	下焦
			-11.94	-17.10

圖 5.12　心臟病 D 型病案氣機圖

從圖中，我們可以觀察到：

（1）從五臟能量分布看，是心火獨旺；肺金腎水衰弱。

（2）這是火旺水枯、熱盛傷陰的情況。

（3）氣機上，心火上浮，肺金腎水虛而難降。

這是跟心臟病相聯繫的陰虛火旺、心火上炎的先天條件。

縱觀以上心臟病的四個分型，前三者主要是臟氣不及（佔樣本 79%），尤其是心氣（心陽）不足帶來的病變條件，它也容易造成痰飲、血瘀。心臟病 D 型（佔 21%）則是臟氣太過，形成了火旺水枯的病變先天條件。

如果把分型的結果跟前一章心臟病大類基本式做比較，大類基本式顯示的是水火對峙，旺水剋火，而心臟病 D 型卻是火旺水弱、陰虛火旺，顯然與之不符。雖然它在樣本中所佔比例不高，但終究也構成了一個小類。這正是為什麼需要進一步分型的基本原因。

腦血管病分型

腦血管病（高血壓腦中風）有四個分型。

1. 腦血管病 A 型，佔案例樣本 33%。

肝陽	肝陰	心陽	心陰	胃	脾	肺陽	肺陰	腎陽	腎陰	燥濕度
-2.08	-2.47	10.99	11.22	8.27	-1.14	-4.76	-6.37	-7.15	-6.52	22.38

表 5.5 腦血管病 A 型病案基本式

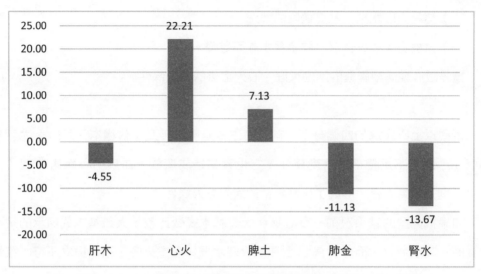

圖 5.13　腦血管病 A 型病案五臟圖

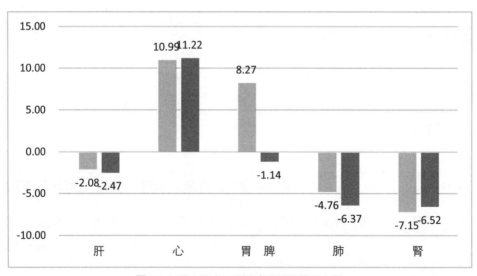

圖 5.14　腦血管病 A 型病案五臟陰陽分布圖

左升	中氣		右降	
17.66			-24.80	
			肺	上焦
心			-11.13	11.08
22.21				
	脾	胃		中焦
	-1.14	8.27		7.13
肝				
-4.55				
			腎	下焦
			-13.67	-18.22

圖 5.15 腦血管病 A 型病案氣機圖

從圖中，我們可以觀察到：

（1）從五臟能量分布看，心火最旺，胃土也強；肝木、肺金、腎水皆弱，腎水最衰。

（2）中土是胃強脾弱，胃實而燥氣盛。

（3）氣機上，心火獨旺，氣浮於上，再加上胃土旺，局中熱燥之氣盛行。

這是陰虛火旺，再加上燥熱太盛，構成了腦血管病的先天條件。它佔了此類病樣本的三分之一。

2. 腦血管病 B 型，佔案例樣本 25%。

肝陽	肝陰	心陽	心陰	胃	脾	肺陽	肺陰	腎陽	腎陰	燥濕度
0.96	7.79	-4.05	1.75	-5.94	10.52	-6.14	0.94	-4.33	-1.51	-3.56

表 5.6 腦血管病 B 型病案基本式

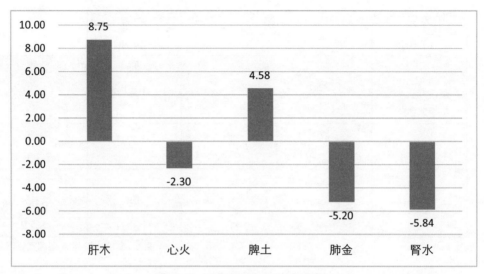

圖 5.16 腦血管病 B 型病案五臟圖

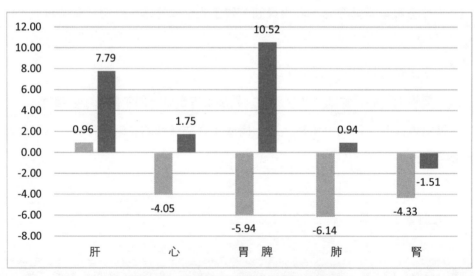

圖 5.17 腦血管病 B 型病案五臟陰陽分布圖

左升	中氣		右降	
6.45			-11.04	
			肺	上焦
心			-5.20	-7.50
-2.30				
	脾	胃		中焦
	10.52	-5.94		4.58
肝				
8.75			腎	下焦
			-5.84	2.91

圖 5.18 腦血管病 B 型病案氣機圖

從圖中，我們可以觀察到：

（1）從五臟能量分布看，肝木最旺，脾土次之；心火弱，肺金、腎水更弱。

（2）相對而言，是陽弱陰有餘。

（3）中土是脾強胃弱，易痰濕中阻。

（4）氣機上，腎水衰，肝木旺，水枯木燥；但心氣弱，脾濕重，肝氣易鬱。

這是腎水枯，水不涵木，易引起肝木上亢，然而濕土困木，肝氣不舒，更易帶來肝經鬱火，由此構成了後天高血壓、腦血管病的先天條件。

3. 腦血管病 C 型，佔案例樣本 22%。

肝陽	肝陰	心陽	心陰	胃	脾	肺陽	肺陰	腎陽	腎陰	燥濕度
4.41	-3.03	-5.65	-5.59	-6.86	-7.44	-0.88	-1.56	12.49	14.10	-18.33

表 5.7 腦血管病 C 型病案基本式

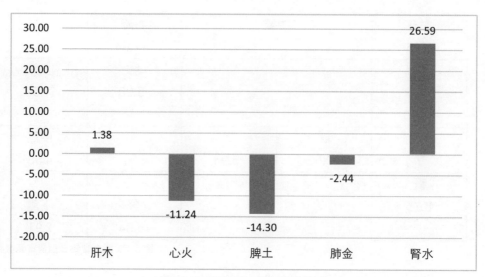

圖 5.19 腦血管病 C 型病案五臟圖

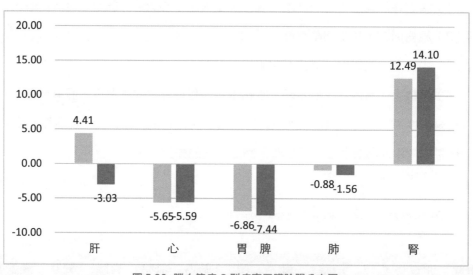

圖 5.20 腦血管病 C 型病案五臟陰陽分布圖

左升	中氣		右降	
-9.86			24.15	
			肺	上焦
心			-2.44	-13.68
-11.24				
	脾	胃		中焦
	-7.44	-6.86		-14.30
肝				
1.38			腎	下焦
			26.59	27.97

圖 5.21 腦血管病 C 型病案氣機圖

從圖中,我們可以觀察到:

(1)從五臟能量分布看,水木為正值,腎水尤旺(26.59);脾土、心火,肺金皆弱。

(2)中土是脾胃皆弱。

(3)肝木陰陽對立,肝氣強而肝陰(肝血)不足。

(3)氣機上,腎陽引動肝氣(肝陽)。

這是腎陽引動肝陽化風的腦血管病病變的先天條件

4. 腦血管病 D 型,佔案例樣本 20%。

肝陽	肝陰	心陽	心陰	胃	脾	肺陽	肺陰	腎陽	腎陰	燥濕度
-6.78	-1.85	-1.81	-0.86	3.18	-3.88	12.10	6.00	-0.51	-5.61	0.60

表 5.8 腦血管病 D 型病案基本式

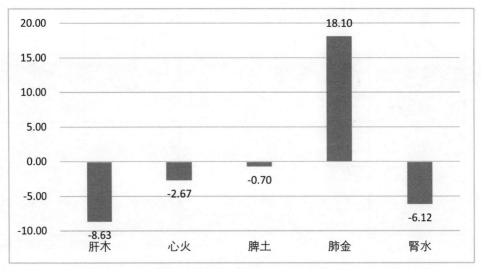

圖 5.22 腦血管病 D 型病案五臟圖

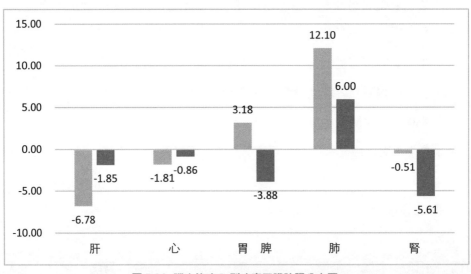

圖 5.23 腦血管病 D 型病案五臟陰陽分布圖

左升	中氣		右降	
-11.30			11.98	
			肺	上焦
心			18.10	15.43
-2.67				
	脾	胃		中焦
	-3.88	3.18		-0.70
肝				
-8.63			腎	下焦
			-6.12	-14.75

圖 5.24 腦血管病 D 型病案氣機圖

從圖中，我們可以觀察到：

（1）從五臟能量分布看，土金旺，肺金最旺；心火、腎水弱，肝木最弱。

（2）肺金內肺氣勝於肺陰，燥氣盛。

（3）氣機上，肝、心、腎為皆負值，左升有礙。

這裡構成了肝臟不足、金勝剋木（肝弱肺旺）的先天條件。

縱觀以上腦血管病的四個分型，A 型（佔樣本 33%）是陰虛火炎、燥熱生風；B 型、C 型、D 型（佔 77%）都與肝木有關，B 型是腎水枯，水不涵木；C 型是腎陽引動肝陽生風；D 型是肝臟不足，強金剋木。它們都構成了後天腦血管病的先天條件。

如果跟前一章腦血管病大類基本式陰虛火亢的特徵做比較，只有 A 型比較一致。其他的都有不同程度的偏離，顯出同一病種下不同的先天形態。

肝病分型

肝病有四個分型。

1.肝病 A 型，佔案例樣本 27%。

肝陽	肝陰	心陽	心陰	胃	脾	肺陽	肺陰	腎陽	腎陰	燥濕度
-1.92	-2.53	-0.15	-3.06	12.90	0.10	2.32	-2.51	-1.57	-3.61	5.37

表 5.9 肝病 A 型病案基本式

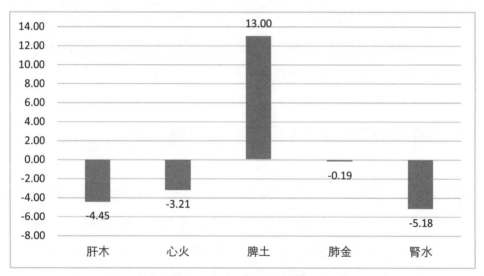

圖 5.25 肝病 A 型病案五臟圖

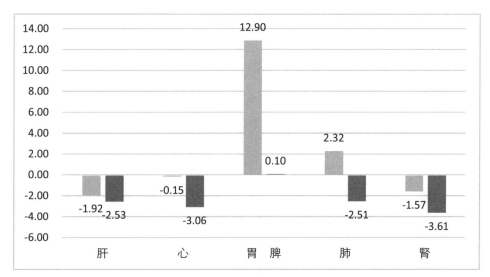

圖 5.26 肝病 A 型病案五臟陰陽分布圖

左升	中氣		右降	
-7.66			-5.37	
			肺	上焦
心			-0.19	-3.40
-3.21				
	脾	胃		中焦
	0.10	12.90		13.00
肝				
-4.45			腎	下焦
			-5.18	-9.63

圖 5.27 肝病 A 型病案氣機圖

從圖中,我們可以觀察到:

(1)從五臟能量分布看,戊(胃)土獨旺,其次是庚金(肺氣);心火、腎水、肝木皆弱,都為負值。

（2）戊土庚金皆燥氣，故燥氣盛。

（3）氣機上，上下皆虛，中焦胃氣盛。

這是肝虛氣鬱、木不疏土帶來的後天肝病的先天條件。

2. 肝病 B 型，佔案例樣本 27%。

肝陽	肝陰	心陽	心陰	胃	脾	肺陽	肺陰	腎陽	腎陰	燥濕度
1.89	2.23	-7.58	-5.44	-3.79	-3.65	-1.18	-3.39	10.09	10.81	-15.80

表 5.10 肝病 B 型病案基本式

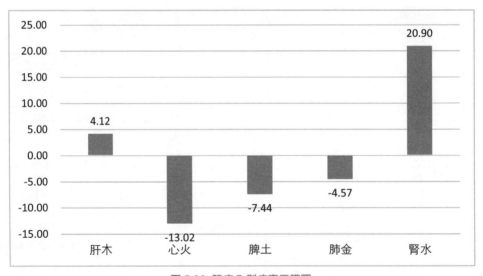

圖 5.28 肝病 B 型病案五臟圖

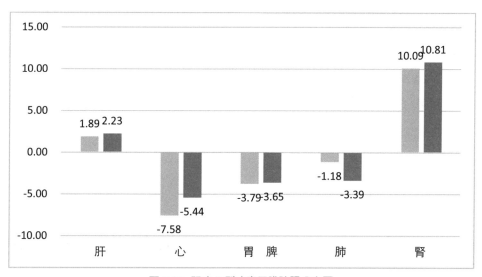

圖 5.29 肝病 B 型病案五臟陰陽分布圖

左升	中氣		右降	
-8.90			16.33	
			肺	上焦
心			-4.57	-17.59
-13.02				
	脾	胃		中焦
	-3.65	-3.79		-7.44
肝				
4.12			腎	下焦
			20.90	25.02

圖 5.30 肝病 B 型病案氣機圖

從圖中，我們可以觀察到：

（1）從五臟能量分布看，腎水旺，肝木其次；脾土、肺金皆弱，心火最衰。

（2）脾胃土衰，中焦氣陷。

（3）氣機上，下實上虛，腎水泛濫。

這是水盛木漂、寒凝肝脈類肝病的先天條件。

3. 肝病 C 型，佔案例樣本 24%。

肝陽	肝陰	心陽	心陰	胃	脾	肺陽	肺陰	腎陽	腎陰	燥濕度
-5.58	-3.93	-6.27	-1.43	-5.40	-1.31	3.98	22.31	-1.90	-0.49	-10.63

表 5.11 肝病 C 型病案基本式

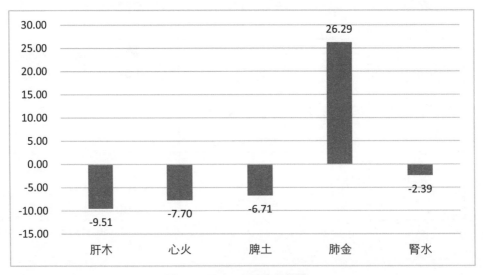

圖 5.31 肝病 C 型病案五臟圖

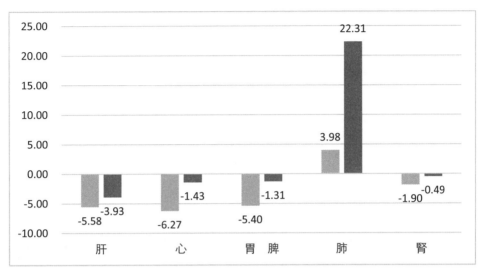

圖 5.32 肝病 C 型病案五臟陰陽分布圖

左升	中氣		右降	
-17.21			23.90	
			肺	上焦
心			26.29	18.59
-7.70				
	脾	胃		中焦
	-1.31	-5.40		-6.71
肝				
-9.51			腎	下焦
			-2.39	-11.90

圖 5.33 肝病 C 型病案氣機圖

從圖中，我們可以觀察到：

（1）從五臟能量分布看，肺金獨旺；心火、脾土、腎水皆弱，肝木最衰。

（2）中州脾胃俱衰，中焦氣陷。

（3）氣機上，上實下虛，肺金獨強。

這是顯著的強金剋木、肺旺肝衰的後天肝病病變的先天條件。

4. 肝病 D 型，佔案例樣本 22%。

肝陽	肝陰	心陽	心陰	胃	脾	肺陽	肺陰	腎陽	腎陰	燥濕度
2.15	-0.94	13.82	12.33	-2.47	-3.65	-3.69	-4.96	-6.10	-6.49	21.25

表 5.12 肝病 D 型病案基本式

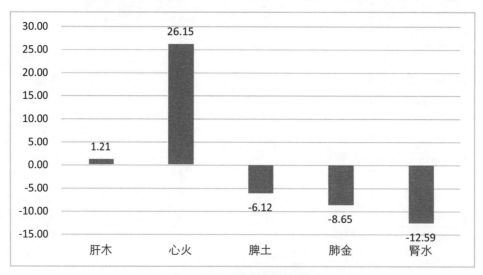

圖 5.34 肝病 D 型病案五臟圖

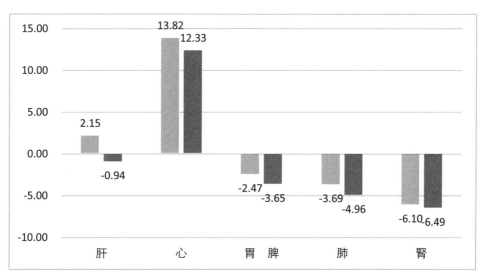

圖 5.35 肝病 D 型病案五臟陰陽分布圖

左升	中氣		右降	
27.36			-21.24	
			肺	上焦
心			-8.65	17.50
26.15				
	脾	胃		中焦
	-3.65	-2.47		-6.12
肝				
1.21			腎	下焦
			-12.59	-11.38

圖 5.36 肝病病 D 型病案氣機圖

從圖中，我們可以觀察到：

（1）從五臟能量分布看，心火獨旺，肝木次之；脾土、肺金皆弱，腎水最衰。

（2）五臟明顯是陽盛陰衰，肝木也是肝氣強而肝血不足。

（3）氣機上，上實下虛，心火強盛，木火左升，金水虛而難降。

這是陰虛火亢、熱極生風的後天肝病病變的先天條件。

縱觀以上肝病的四個分型，肝病與先天的燥濕狀態有着密切的聯繫。A 型是燥土旺極，反侮肝木（燥濕度 5.37）；D 型是火旺水枯，木病炎燥（燥濕度 21.25）。而 B 型是水旺木漂、寒凝經脈（燥濕度 -15.80）；C 型是肺金剋木、肺強肝弱（辛金旺，燥濕度 -10.63）。其中強金剋木佔樣本 24%。

如果跟肝病大類基本式比較，只有 C 型跟其相一致，是強金剋木，其他的都有不同程度上偏離，或有自己的先天狀態。

肺病分型

肺病有四個分型。

1. 肺病 A 型，佔案例樣本 27%。

肝陽	肝陰	心陽	心陰	胃	脾	肺陽	肺陰	腎陽	腎陰	燥濕度
-1.55	-0.76	-5.36	-5.92	-1.61	-3.69	0.64	-2.38	9.05	11.58	-15.32

表 5.13 肺病 A 型病案基本式

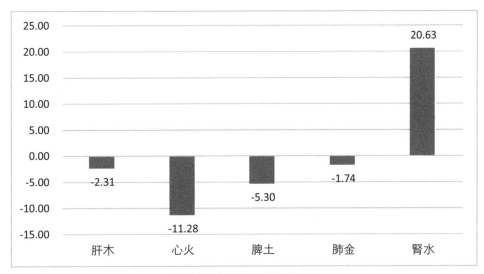

圖 5.37 肺病 A 型病案五臟圖

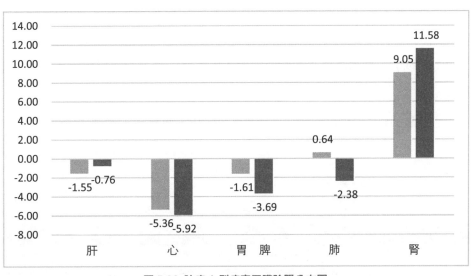

圖 5.38 肺病 A 型病案五臟陰陽分布圖

左升	中氣		右降	
-13.59			18.89	
			肺	上焦
心			-1.74	-13.02
-11.28				
	脾	胃		中焦
	-3.69	-1.61		-5.30
肝				
-2.31			腎	下焦
			20.63	18.32

圖 5.39 肺病 A 型病案氣機圖

從圖中，我們可以觀察到：

（1）從五臟能量分布看，腎水獨旺；脾土、肝木、肺金皆弱，心火最衰。

（2）水旺火弱，寒濕。

（3）氣機上，木火氣衰，左升有阻礙，中土衰，故上中焦都氣弱，只有下焦腎水泛濫。

這是寒凝內蓄、肺失肅降而造成肺系病變的先天條件。

2. 肺病 B 型，佔案例樣本 27%。

肝陽	肝陰	心陽	心陰	胃	脾	肺陽	肺陰	腎陽	腎陰	燥濕度
0.73	-2.32	10.19	19.61	-6.34	-1.30	-3.96	-4.84	-4.31	-7.48	19.63

表 5.14 肺病 B 型病案基本式

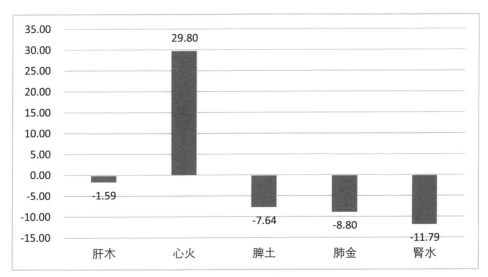

圖 5.40 肺病 B 型病案五臟圖

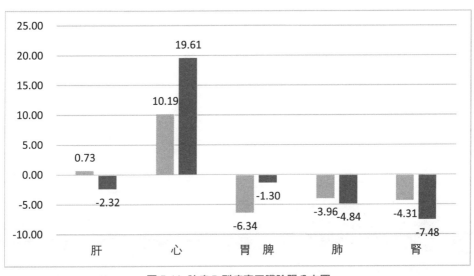

圖 5.41 肺病 B 型病案五臟陰陽分布圖

左升	中氣		右降	
28.21			-20.59	
			肺	上焦
心			-8.80	21.00
29.80				
	脾	胃		中焦
	-1.30	-6.34		-7.64
肝				
-1.59			腎	下焦
			-11.79	-13.38

圖 5.42 肺病 B 型病案氣機圖

從圖中，我們可以觀察到：

（1）從五臟能量分布看，心火獨旺；肺金、脾土、腎水皆弱。

（2）火強水弱，水不制火，陰虛火亢。

（3）中土脾胃衰弱，土不生金。

（4）氣機上，心火獨亢，氣浮上焦；中土衰，下焦虛弱。

這是火旺金囚、心熱肺燥而引起後天肺系病變的先天條件。

3. 肺病 C 型，佔案例樣本 24%。

肝陽	肝陰	心陽	心陰	胃	脾	肺陽	肺陰	腎陽	腎陰	燥濕度
0.14	-2.41	0.13	-1.38	16.75	-2.90	-3.63	-0.61	-2.93	-3.17	7.66

表 5.15 肺病 C 型病案基本式

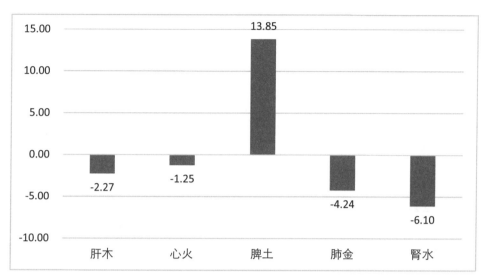

圖 5.43 肺病 C 型病案五臟圖

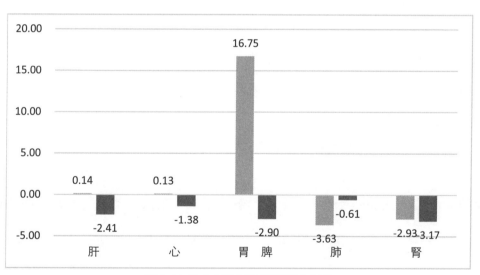

圖 5.44 肺病 C 型病案五臟陰陽分布圖

左升	中氣		右降	
-3.52			-10.34	
			肺	上焦
心			-4.24	-5.49
-1.25				
	脾	胃		中焦
	-2.90	16.75		13.85
肝				
-2.27			腎	下焦
			-6.10	-8.37

圖 5.45 肺病 C 型病案氣機圖

從圖中，我們可以觀察到：

（1）從五臟能量分布看，戊土（胃）獨旺；其餘皆弱。

（2）五臟內部陽盛陰衰；中土胃強脾弱，燥氣盛行。

（3）氣機上，中焦胃實；上下焦皆虛。

這是燥土埋金、陰虛肺燥而形成後天肺系疾病的先天條件。

4. 肺病 D 型，佔案例樣本 22%。

肝陽	肝陰	心陽	心陰	胃	脾	肺陽	肺陰	腎陽	腎陰	燥濕度
-3.86	-2.02	-5.62	-3.29	-6.28	14.69	1.00	11.09	-1.94	-3.78	-10.70

表 5.16 肺病 D 型病案基本式

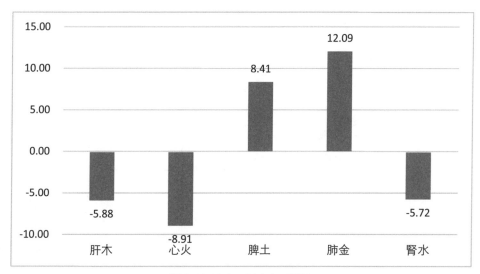

圖 5.46 肺病 D 型病案五臟圖

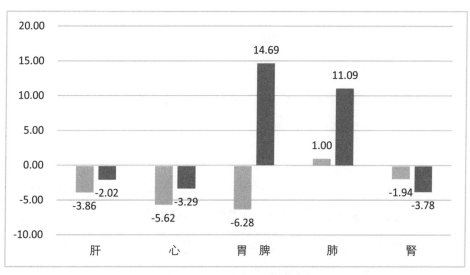

圖 5.47 肺病 D 型病案五臟陰陽分布圖

左升	中氣		右降	
-14.79			6.37	
			肺	上焦
心			12.09	3.18
-8.91				
	脾	胃		中焦
	14.69	-6.28		8.41
肝				
-5.88			腎	下焦
			-5.72	-11.60

圖 5.48 肺病病 D 型病案氣機圖

從圖中，我們可以觀察到：

（1）從五臟能量分布看，土金旺；水木弱，火最衰。

（2）五臟內部是陰盛陽衰，肺陰盛而肺氣弱。

（3）中土脾胃對立，脾強胃弱，濕重生痰。

（4）氣機上，肝木、心火皆弱，左升氣機有礙；上、中焦實；下焦虛。

這是肺氣弱、脾濕犯肺而引起後天肺系病變的先天條件。

縱觀以上肺病的四個分型，肺為嬌臟，自然跟寒暖、燥濕狀態有密切的聯繫。A型是寒濕，B型是熱燥，這都是「致病」的因子（佔樣本 51%）。C 型和 D 型都跟其母（土）有關（佔 49%），前者是燥土（胃）埋金，後者是濕土（脾）困金，結果都是肺氣阻滯，構成了後天病變的緣由。

跟前一章肺病的基本式強火傷金相比較，只有 B 型比較一致，其他分型內容反映了構成肺病先天條件的多樣性。

腎病分型

腎病有四個分型。

1. 腎病 A 型，佔案例樣本 34%。

肝陽	肝陰	心陽	心陰	胃	脾	肺陽	肺陰	腎陽	腎陰	燥濕度
-4.67	-5.55	-2.08	0.63	0.92	16.42	-0.22	0.04	-4.51	-0.97	-0.93

表 5.17 腎病 A 型病案基本式

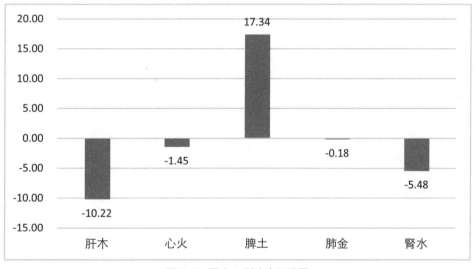

圖 5.49 腎病 A 型病案五臟圖

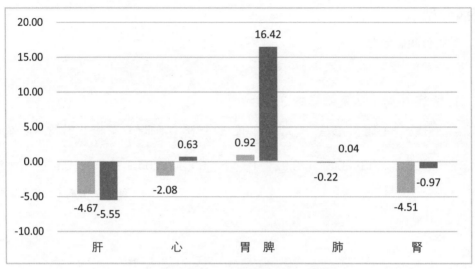

圖 5.50 腎病 A 型病案五臟陰陽分布圖

左升	中氣		右降	
-11.67			-5.66	
			肺	上焦
心			-0.18	-1.63
-1.45				
	脾	胃		中焦
	16.42	0.92		17.34
肝				
-10.22			腎	下焦
			-5.48	-15.70

圖 5.51 腎病 A 型病案氣機圖

從圖中，我們可以觀察到：

（1）從五臟能量分布看，己土（脾）獨旺；其餘皆弱。

（2）五臟內部陰盛陽衰，腎氣、肝氣、心氣俱衰。

（3）肝木最弱，木不制土。

（4）氣機上，中焦脾旺；上下焦皆虛。

這是水虛土旺、脾虛濕困的腎系病變的先天條件。

2. 腎病 B 型，佔案例樣本 33%。

肝陽	肝陰	心陽	心陰	胃	脾	肺陽	肺陰	腎陽	腎陰	燥濕度
2.00	9.93	0.89	1.16	-2.41	-3.84	-1.51	-1.06	-3.71	-1.47	4.19

表 5.18 腎病 B 型病案基本式

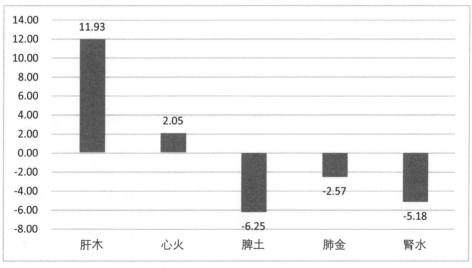

圖 5.52 腎病 B 型病案五臟圖

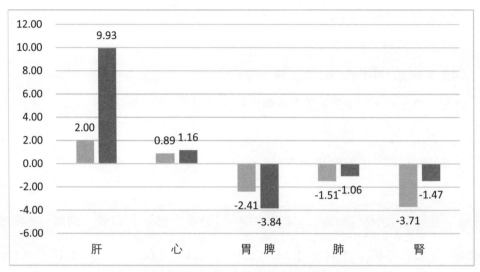

圖 5.53 腎病 B 型病案五臟陰陽分布圖

左升	中氣		右降	
13.98			-7.75	
			肺	上焦
心			-2.57	-0.52
2.05				
	脾	胃		中焦
	-3.84	-2.41		-6.25
肝				
11.93			腎	下焦
			-5.18	6.75

圖 5.54 腎病 B 型病案氣機圖

從圖中，我們可以觀察到：

（1）從五臟能量分布看，肝木旺，心火其次；肺、脾、腎皆弱。

（2）中土脾胃都弱。

（3）肝木旺，腎水虛，水不涵木。

（4）氣機上，木火旺，左升有力；肺腎弱，右降無力。中土氣陷。

這是水濕不調、肝木上亢的先天狀態。

3. 腎病 C 型，佔案例樣本 17%。

肝陽	肝陰	心陽	心陰	胃	脾	肺陽	肺陰	腎陽	腎陰	燥濕度
2.47	-5.09	-7.02	-6.73	1.37	-7.14	-2.93	-2.86	16.74	11.17	-21.51

表 5.19 腎病 C 型病案基本式

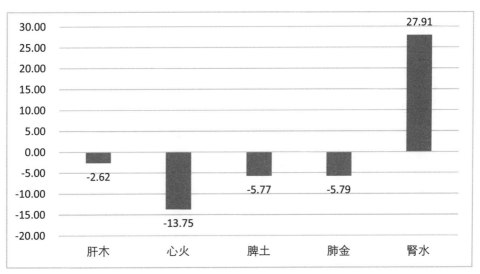

圖 5.55 腎病 C 型病案五臟圖

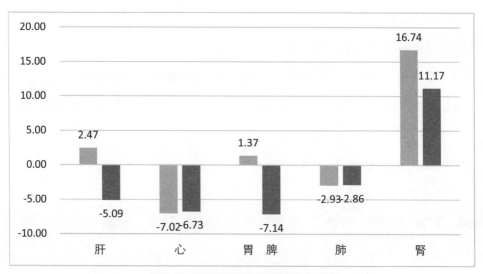

圖 5.56 腎病 C 型病案五臟陰陽分布圖

左升	中氣		右降	
-16.37			22.12	
			肺	上焦
心			-5.79	-19.54
-13.75				
	脾	胃		中焦
	-7.14	1.37		-5.77
肝				
-2.62			腎	下焦
			27.91	25.29

圖 5.57 腎病 C 型病案氣機圖

從圖中，我們可以觀察到：

（1）從五臟能量分布看，腎水最旺；肝、肺、脾皆弱，心火最衰。

（2）強水乘火。

（3）中土脾弱，水盛土散。

（4）氣機上，左升乏力；右降氣沉，只有下焦實，腎水泛濫。

這是水行乘火，寒水有上逆攻心之勢。它給後天腎臟臟氣太過引發病變提供了先天條件。

4. 腎病 D 型，佔案例樣本 16%。

肝陽	肝陰	心陽	心陰	胃	脾	肺陽	肺陰	腎陽	腎陰	燥濕度
-2.83	4.47	11.71	20.40	-2.70	-4.62	-5.46	-6.37	-6.33	-8.28	26.14

表 5.20 腎病 D 型病案基本式

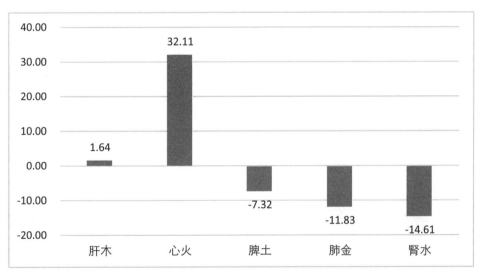

圖 5.58 腎病 D 型病案五臟圖

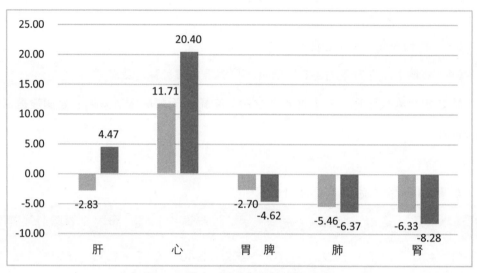

圖 5.59　腎病 D 型病案五臟陰陽分布圖

左升	中氣		右降	
33.75			-26.44	
			肺	上焦
心			-11.83	20.28
32.11				
	脾	胃		中焦
	-4.62	-2.70		-7.32
肝				
1.64			腎	下焦
			-14.61	-12.97

圖 5.60　腎病 D 型病案氣機圖

從圖中，我們可以觀察到：

（1）從五臟能量分布看，木火旺，心火最旺；脾、肺、腎皆弱，其中腎水最衰。

（2）木燥火旺，水虛，心腎不交。

（3）中土脾胃皆弱。

（4）氣機上，木火左升強，尤其心火亢而上浮；右降氣衰。上焦實，中下焦皆虛。

這是火盛水虛、心腎不交可能造成後天腎系病變的先天條件。

縱觀以上腎病的四個分型，除了 C 型是腎水旺相的（佔樣本 17%）之外，其他 A 型（佔 34%）、B 型（佔 33%）和 D 型（佔 16%）都是腎水不足的。在中醫史上，不少醫家認為腎之為病有虛無實[2]，或者腎臟本身，或久病及腎，以精、氣、陰、陽不足的虛證居多。這裡我們不加評論，但從腎病患者樣本的時空基因分析上，的確是先天腎水不足（腎虛）的佔了絕大多數。

胃病分型

胃病有四個分型。

1. 胃病 A 型，佔案例樣本 34%。

肝陽	肝陰	心陽	心陰	胃	脾	肺陽	肺陰	腎陽	腎陰	燥濕度
-0.14	-4.06	-4.20	-1.99	1.40	-0.10	3.45	9.53	-1.17	-2.73	-2.50

表 5.21 胃病 A 型病案基本式

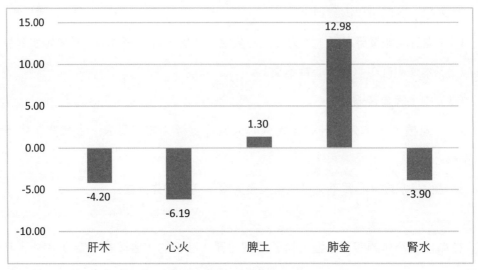

圖 5.61　胃病 A 型病案五臟圖

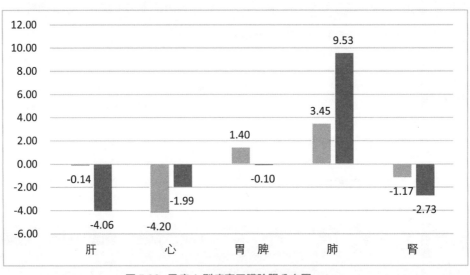

圖 5.62　胃病 A 型病案五臟陰陽分布圖

左升	中氣		右降	
-10.39			9.08	
			肺	上焦
心			12.98	6.79
-6.19				
	脾	胃		中焦
	-0.10	1.40		1.30
肝				
-4.20			腎	下焦
			-3.90	-8.10

圖 5.63 胃病 A 型病案氣機圖

從圖中，我們可以觀察到：

（1）從五臟能量分布看，土金旺，肺金最旺；肝木、腎水皆弱，心火最衰。

（2）火衰難生土。中土又脾弱，運化無力。

（3）氣機上，木火衰左升無力；肺金居上，腎水虛。肺金燥而難降。

這是子（金）盜母（土）氣，或母不顧子，帶來脾虛肺燥的先天條件。

2. 胃病 B 型，佔案例樣本 27%。

肝陽	肝陰	心陽	心陰	胃	脾	肺陽	肺陰	腎陽	腎陰	燥濕度
17.33	14.74	-3.44	-3.39	-5.16	-6.72	-3.46	-6.36	-1.35	-2.21	3.90

表 5.22 胃病 B 型病案基本式

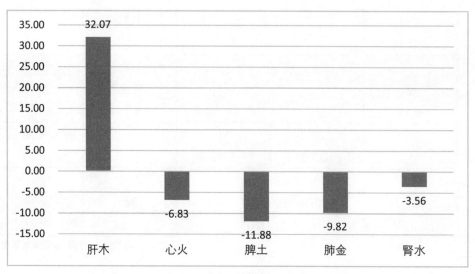

圖 5.64 胃病 B 型病案五臟圖

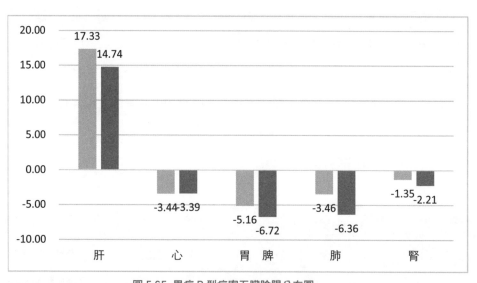

圖 5.65 胃病 B 型病案五臟陰陽分布圖

左升	中氣		右降	
25.24			-13.38	
			肺	上焦
心			-9.82	-16.65
-6.83				
	脾	胃		中焦
	-6.72	-5.16		-11.88
肝				
32.07			腎	下焦
			-3.56	28.51

圖 5.66 胃病 B 型病案氣機圖

從圖中，我們可以觀察到：

（1）從五臟能量分布看，肝木旺甚；心火、肺金、腎水皆弱，脾胃土最衰。

（2）金弱木強，金不制木。

（3）水弱，水不涵木，肝氣橫逆，強木剋土。

（4）氣機上，木盛火弱，中土衰敗，肝木之氣難升。下焦實。

這是脾虛肝旺、強木剋土的後天脾胃病的先天條件。

3. 胃病 C 型，佔案例樣本 23%。

肝陽	肝陰	心陽	心陰	胃	脾	肺陽	肺陰	腎陽	腎陰	燥濕度
-3.24	-4.67	8.81	4.37	18.95	-4.71	-4.80	-3.17	-6.40	-5.15	20.02

表 5.23 胃病 C 型病案基本式

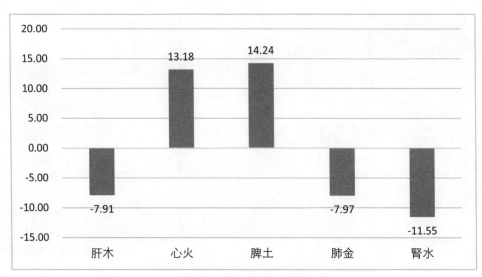

圖 5.67 胃病 C 型病案五臟圖

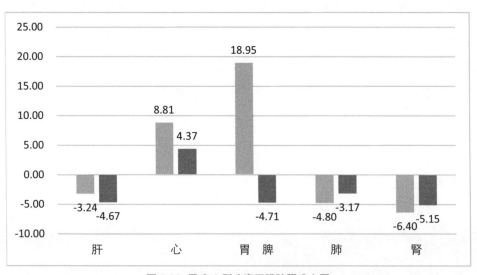

圖 5.68 胃病 C 型病案五臟陰陽分布圖

左升	中氣		右降	
5.27			-19.52	
			肺	上焦
心			-7.97	5.21
13.18				
	脾	胃		中焦
	-4.71	18.95		14.24
肝				
-7.91			腎	下焦
			-11.55	-19.46

圖 5.69 胃病 C 型病案氣機圖

從圖中，我們可以觀察到：

（1）從五臟能量分布看，火土旺；肝木、肺金皆弱，腎水最衰。

（2）中土脾胃對立，胃強脾弱：胃實，燥。

（3）氣機上，中焦土盛，上焦火炎，下焦虛。

這是陰虛火炎、中土燥熱而形成後天胃熱、食滯胃脘等證的先天條件。

4. 胃病 D 型，佔案例樣本 17%。

肝陽	肝陰	心陽	心陰	胃	脾	肺陽	肺陰	腎陽	腎陰	燥濕度
-1.92	-3.61	-6.76	-6.71	-5.16	-2.06	-0.09	-2.20	11.58	16.92	-23.38

表 5.24 胃病 D 型病案基本式

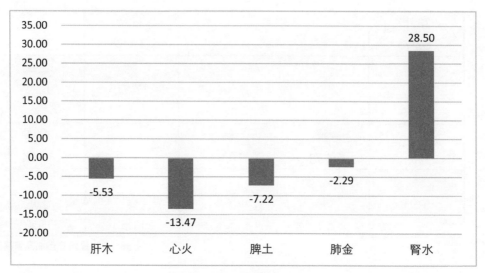

圖 5.70　胃病 D 型病案五臟圖

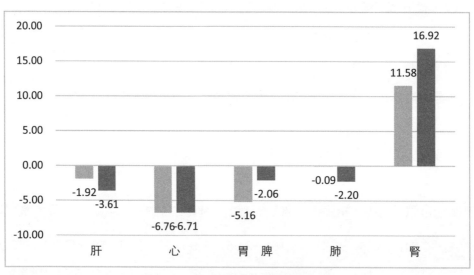

圖 5.71　胃病 D 型病案五臟陰陽分布圖

左升	中氣		右降	
-19.00			26.21	
			肺	上焦
心			-2.29	-15.76
-13.47				
	脾	胃		中焦
	-2.06	-5.16		-7.22
肝				
-5.53			腎	下焦
			28.50	22.97

圖 5.72 胃病 D 型病案氣機圖

從圖中，我們可以觀察到：

（1）從五臟能量分布看，腎水最旺；肝木、脾胃土、肺金皆弱，心火最衰。

（2）中土脾胃均弱，戊土更弱於己土，陽氣不足。

（3）氣機上，上焦、中焦皆虛，下焦實，腎水泛濫。

這是土不制水，脾虛水腫，構成了後天脾胃病病機的先天條件。

縱觀以上胃病的四個分型，脾虛，脾失健運，是它們的共同特點。四個分型中脾（己）土都是負值，可見一斑。

事實上，胃為陽腑，主受納，腐熟水穀，本身性質偏於燥；脾為陰臟，主運水濕，輸布精微，本身性質偏於濕。在功能上，以脾濕濟胃燥，以胃燥濟脾濕，和衷共濟，以維持生理上的相對平衡。胃屬陽明經，陽明之上，燥氣治之；脾屬太陰經，太陰之上，濕氣治之。二經互為表裡，一燥一濕之氣互相轉化，共同完成受納、腐熟、運化、輸布的功能。若發生胃燥不能制脾濕，則引起運化、輸布津液之

功能的失常，則水濕內停；若脾濕不能濟胃燥，則出現消穀善饑等症候。這在胃病 C 型中反映得較為顯著。

糖尿病分型

糖尿病有五個分型。

1. 糖尿病 A 型，佔案例樣本 24%。

肝陽	肝陰	心陽	心陰	胃	脾	肺陽	肺陰	腎陽	腎陰	燥濕度
-5.25	-5.88	-0.42	5.74	15.96	0.28	-2.19	-0.04	-2.66	-5.55	9.80

表 5.25 糖尿病 A 型病案基本式

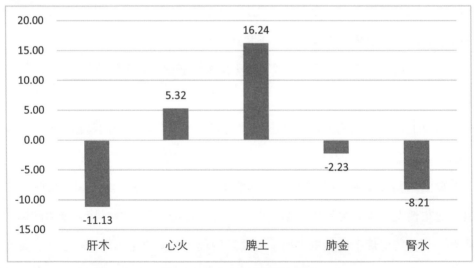

圖 5.73 糖尿病 A 型病案五臟圖

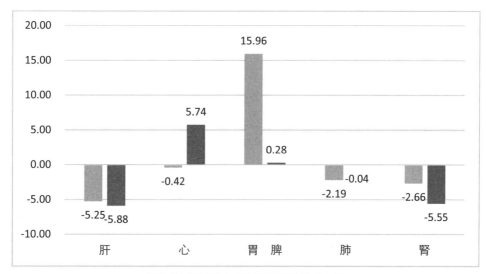

圖 5.74 糖尿病 A 型病案五臟陰陽分布圖

左升	中氣		右降	
-5.81			-10.44	
			肺	上焦
心			-2.23	3.09
5.32				
	脾	胃		中焦
	0.28	15.96		16.24
肝				
-11.13			腎	下焦
			-8.21	-19.34

圖 5.75 糖尿病 A 型病案氣機圖

從圖中，我們可以觀察到：

（1）從五臟能量分布看，火土旺，其中戊土最旺；肝木、肺金、腎水皆弱，其中肝木最衰。

（2）中土胃強甚，燥氣盛。

（3）木弱不能制土。

（4）氣機上，中焦土實，上焦火炎，下焦肝腎虛弱。

這是陰虛火炎、胃熱熾盛的狀態。它是構成後天糖尿病病變的先天條件。

2. 糖尿病 B 型，佔案例樣本 21%。

肝陽	肝陰	心陽	心陰	胃	脾	肺陽	肺陰	腎陽	腎陰	燥濕度
-0.77	-3.51	10.66	20.40	-1.58	-3.30	-4.01	-3.69	-6.22	-7.99	23.72

表 5.26 糖尿病 B 型病案基本式

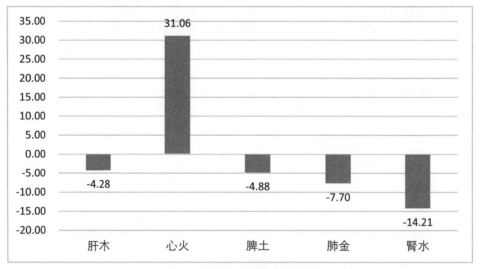

圖 5.76 糖尿病 B 型病案五臟圖

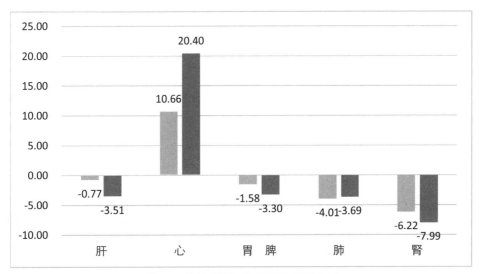

圖 5.77 糖尿病 B 型病案五臟陰陽分布圖

左升	中氣		右降	
26.78			-21.91	
			肺	上焦
心			-7.70	23.36
31.06				
	脾	胃		中焦
	-3.30	-1.58		-4.88
肝				
-4.28			腎	下焦
			-14.21	-18.49

圖 5.78 糖尿病 B 型病案氣機圖

從圖中，我們可以觀察到：

（1）從五臟能量分布看，心火獨旺；肝木、脾土、肺金、腎水皆弱，其中腎水最衰。

（2）火旺氣躁，燥濕度達 +23.72。

（3）中土脾胃弱。

（4）氣機上，上焦火炎，中下焦虛弱。

這是陰虛火熾造成後天糖尿病病變的先天條件。

3. 糖尿病 C 型，佔案例樣本 20%。

肝陽	肝陰	心陽	心陰	胃	脾	肺陽	肺陰	腎陽	腎陰	燥濕度
1.95	-2.34	-2.48	-2.70	-3.94	-6.23	-2.56	-6.04	11.75	12.58	-10.83

表 5.27 糖尿病 C 型病案基本式

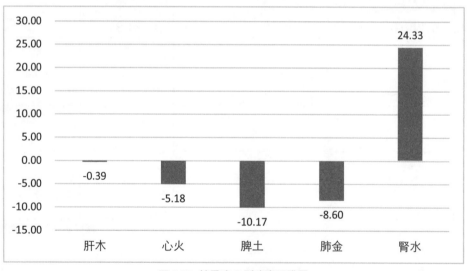

圖 5.79 糖尿病 C 型病案五臟圖

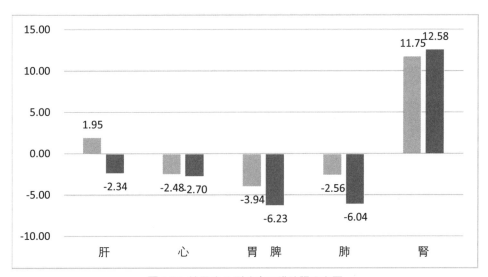

圖 5.80 糖尿病 C 型病案五臟陰陽分布圖

左升	中氣		右降	
-5.57			15.73	
			肺	上焦
心			-8.60	-13.78
-5.18				
	脾	胃		中焦
	-6.23	-3.94		-10.17
肝				
-0.39			腎	下焦
			24.33	23.94

圖 5.81 糖尿病 C 型病案氣機圖

從圖中，我們可以觀察到：

（1）從五臟能量分布看，腎水獨旺；肝木、心火弱，脾土、肺金更弱。

（2）中土脾胃弱，濕盛。

（3）氣機上，降多升少，上焦、中焦虛弱，下焦腎水泛濫。

這是水盛土蕩的狀態。

4. 糖尿病 D 型，佔案例樣本 20%。

肝陽	肝陰	心陽	心陰	胃	脾	肺陽	肺陰	腎陽	腎陰	燥濕度
-5.63	-1.61	-1.06	-0.02	-7.15	-1.32	7.90	14.71	-3.32	-2.50	-3.29

表 5.28 糖尿病 D 型病案基本式

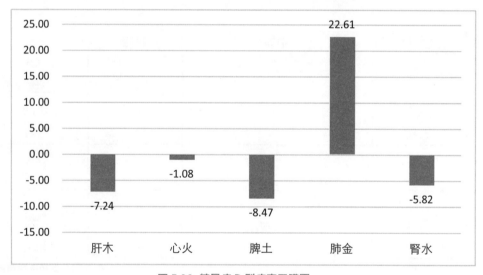

圖 5.82 糖尿病 D 型病案五臟圖

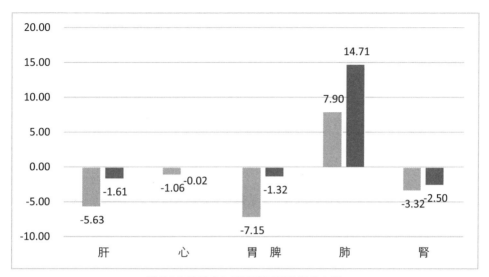

圖 5.83 糖尿病 D 型病案五臟陰陽分布圖

左升	中氣		右降	
-8.32			16.79	
			肺	上焦
心			22.61	21.53
-1.08				
	脾	胃		中焦
	-1.32	-7.15		-8.47
肝				
-7.24			腎	下焦
			-5.82	-13.06

圖 5.84 糖尿病 D 型病案氣機圖

從圖中，我們可以觀察到：

（1）從五臟能量分布看，肺金獨旺；心火、腎水、肝木弱，脾土最弱。

（2）中土脾胃弱。

（3）氣機上，降多升少，上焦實、中下焦虛弱。

這是肺金氣燥，金病及土的狀態。

5. 糖尿病 E 型，佔案例樣本 15%。

肝陽	肝陰	心陽	心陰	胃	脾	肺陽	肺陰	腎陽	腎陰	燥濕度
6.41	27.38	-3.15	1.46	-8.09	-4.98	-5.37	-5.65	-4.41	-3.61	1.29

表 5.29 糖尿病 E 型病案基本式

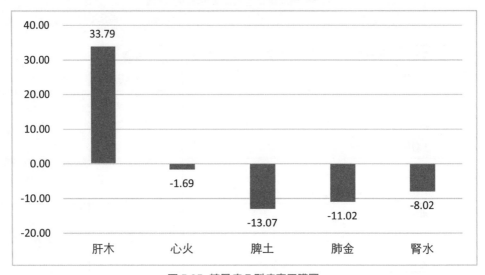

圖 5.85 糖尿病 E 型病案五臟圖

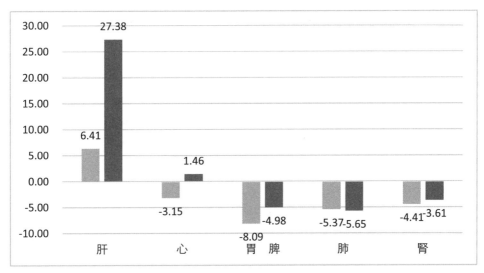

圖 5.86 糖尿病 E 型病案五臟陰陽分布圖

左升	中氣		右降	
32.10			-19.04	
			肺	上焦
心			-11.02	-12.71
-1.69				
	脾	胃		中焦
	-4.98	-8.09		-13.07
肝				
33.79			腎	下焦
			-8.02	25.77

圖 5.87 糖尿病 E 型病案氣機圖

從圖中，我們可以觀察到：

（1）從五臟能量分布看，肝木獨旺；肺金、脾土、腎水皆弱，其中脾土最弱。

（2）中土脾胃弱。

（3）氣機上，肝木旺，左升有餘，肺腎弱，右降不足。中氣下陷。

這是腎水不足，燥木剋土的狀態。

縱觀以上糖尿病的五個分型，除了 C 型水旺（佔 20%）之外，其餘四個分型（佔 80%）都是腎水枯損、腎陰虧虛的。其次，除了 A 型戊（胃）土旺盛之外，脾土一般都是不足的。這跟糖尿病大類基本式特徵基本吻合。

聯繫到中醫的消渴症，其病位主要是肺、脾、腎，尤以腎為關鍵；其基本病機是陰津虧損，燥熱偏盛，以陰虛為本，燥熱為標，陰虛與燥熱互為因果。這在除 C 型之外的分型裡都得到了比較充分的體現。

如果進一步分析，分辨上、中、下三消，上消以肺燥為主，中消以胃熱為主，下消以腎虛為主，那麼，D 型（金旺水淺）跟上消聯繫較為緊密；A 型（胃燥）跟中消聯繫緊密；B 型（火旺水枯）跟下消聯繫更緊密些。

小結：五臟能量分布的偏頗性是構成疾病的先天因素

以上我們對七類疾病 29 個**小類**基本式逐一做了觀察和分析，同時跟它們所屬的疾病**大類**基本式做了比較。現在，就如我們在前一章所做的，進一步引進 3 個變項數值：差異度（x12）、陰陽差（x13）和跨度（x14），用它們來凸顯這些分型數組結構的一些重要特徵。

對這 29 個疾病分型求取這三個變項值的結果如下：

編號	分型	x12	x13	x14
		差異度	陰陽差	跨距
	平和質	4.24	2.38	2.41
1	心臟病 A	24.24	-24.24	14.95
2	心臟病 B	10.42	-3.12	26.55
3	心臟病 C	18.94	3.28	17.15
4	心臟病 D	7.22	7.22	21.90
5	腦血管病 A	12.27	10.54	18.37
6	腦血管病 B	38.98	-38.98	16.65
7	腦血管病 C	10.37	7.04	21.55
8	腦血管病 D	24.13	12.37	18.88
9	肝病 A	23.19	23.19	16.51
10	肝病 B	5.55	-1.14	18.39
11	肝病 C	30.31	-30.31	28.58
12	肝病 D	7.42	7.42	20.31
13	肺病 A	8.98	2.34	17.50
14	肺病 B	21.57	-7.36	27.10
15	肺病 C	26.98	20.93	20.39
16	肺病 D	37.06	-33.39	20.97
17	腎病 A	22.90	-21.13	21.97
18	腎病 B	12.34	-9.48	13.77
19	腎病 C	21.98	21.27	23.99
20	腎病 D	20.77	-11.22	28.67
21	胃病 A	15.29	-1.30	13.74
22	胃病 B	7.96	7.86	24.06
23	胃病 C	32.39	26.64	25.34
24	胃病 D	12.30	-4.70	23.69
25	糖尿病 A	27.50	10.88	21.84

編號	分型	x12	x13	x14
		差異度	陰陽差	跨距
26	糖尿病 B	16.30	-3.82	28.39
27	糖尿病 C	11.10	9.45	18.80
28	糖尿病 D	18.52	-18.52	21.86
29	糖尿病 E	29.75	-29.20	35.47

表 5.30 差異度、陰陽差和跨度

為了便於比較，我們把**健康人**平和質的數據也羅列於上表（第一行）。跟平和質的這三個數值相比，這 29 個疾病分型數據的運算結果，遠遠大於或小於它們。這是一目了然的事實。它説明了什麼？它説明後天發生疾病者的先天時空基因中五行或五臟能量分布的**偏頗性**。

顯而易見，**時空基因結構中五臟能量分布的偏頗性是後天疾病發生的先天因素之一**。

從分型到中醫臨證

這裡應當指出，樣本中的案例當初是以西醫病類收集來的，而我們的統計分析則是以患者出生時的時空結構的「氣」以及「氣」的陰陽五行狀態的刻畫為基礎的，尤其是對病種的分型剖析，這就為我們通向中醫臨床辨證架起了跨越的橋梁。

我們知道，傳統中醫跟西醫在診斷上有一個顯著的差別是：西醫重於辨病，中醫重於辨證。

這裡所謂的「證」是什麼？

這是中醫所特有的一個名稱。證，即證候，有「證據」之意，它是指機體在疾病發展過程中**某一個階段病理屬性的概括**。其病理特徵包括病變的原因、部位、性

質、程度、邪正勝衰、轉歸趨勢等多方面的因素，而病理特性的多種變量參數均與人體在病因作用下的反應狀態有關，與人體自身的正氣強弱、**先天稟賦**和體質傾向有關。可見「證」與「病」有着很大的區別。同一種病可以有不同的病理特點，更可有不同的發展階段。因此，「證」比單一症狀或籠統的病名更能全面、深刻、確切地揭示疾病某一階段的病理本質。

所以中醫是「辨證論治」。「辨」有審辨、辨析之意。「辨證」，就是運用望、聞、問、切四診方法，全面瞭解病人所表現的症狀、體徵及其他有關情況，進行分析綜合，辨清疾病的原因、部位、性質、邪正關係及發展趨勢，從而把握疾病的本質，確定其為某種病機或某種性質的證。在辨證的基礎上「論治」，即實施治療。

辨證論治作為中醫指導臨床診治疾病的基本法則，它能辨證地看待病與證的關係，既看到一種病表現出多種不同的證，又看到不同的病在其發展過程中可以出現類同的證，故在臨床上存在着「同病異治」與「異病同治」的情況。

所謂「同病異治」，指同一類疾病由於發病的時間、地域及患者機體反應狀態不同，或處於不同的發展階段，其所反映的病機及其表現的證候不同，因而治法亦隨之而異。所謂「異病同治」，是指不同的疾病，若出現類似的證候，或在發病過程中病機相同，可採取相同的方法治療。顯然，中醫治病主要着眼於「證」的區別，證同治亦同，證異治亦異。

隨着研究的不斷深入，逐漸形成了常規的中醫證型系統。已故著名中醫學家顏德馨教授曾指出：從臨床中發現「體質與證的固有相屬性，體質與證的潛在相關性，體質與證的從化相應性。」[3] 既然先天稟賦是體質的基礎，自然也是構成臨床證型的生理、病理基礎的眾多因素之一。

正因為如此，這裡，我們把以上疾病 29 小類分型基本式作為先天稟賦條件，跟**可能出現的主要證型**之間做出適當的聯繫，為進一步探索和臨床應用提供參考：

病類 基本式	五臟 分布特徵	中醫 常規證型	臨床表現
心臟病 A型	金冷火衰	心陽虛證	心悸，自汗，神倦嗜臥，心胸憋悶疼痛，形寒肢冷，面色蒼白。舌淡或紫黯，脈細弱或沉遲。
		心氣虛證	心悸，氣短，勞則尤甚，神疲體倦，自汗。
		心陽不振	心悸不安，胸悶氣短，動則尤甚，面色蒼白，形寒肢冷，舌淡苔白，脈象虛弱或沉細無力。
		心虛膽怯	心悸不寧，善驚易恐，坐臥不安，不寐多夢而易驚醒，惡聞聲響，食少納呆，苔薄白，脈細略數或細弦。
		心血虛證	心悸氣短，頭暈目眩，失眠健忘，面色無華，倦怠乏力，納呆食少，舌淡紅，脈細弱。
心臟病 B型	強水剋火	寒凝心脈	卒然心痛如絞，心痛徹背，喘不得臥，多因氣候驟冷或驟感風寒而發病或加重，伴形寒，冷汗自出，心悸氣短，面色蒼白，苔薄白，脈沉緊。
		水飲淩心	心悸眩暈，胸悶痞滿，渴不欲飲，小便短少，或下肢浮腫，形寒肢冷，伴噁心，欲吐，流涎，舌淡胖，苔白滑，脈象弦滑或沉細而滑。

病類 基本式	五臟 分布特徵	中醫 常規證型	臨床表現
心臟病 C 型	木強土弱	痰火擾神	心悸時發時止，受驚易作，胸悶煩躁，失眠多夢，口乾苦，大便秘結，小便短赤，舌紅，苔黃膩，脈弦滑。
		痰阻心脈	胸悶重而心微痛，痰多氣短，肢體沉重，形體肥胖，遇陰雨天而易發作或加重，伴有倦怠乏力，納呆便溏，咯吐痰涎，苔濁膩或白滑，脈滑。
		氣滯心胸	心胸滿悶，隱痛陣發，痛有定處，時欲太息，遇情志不遂時容易誘發或加重，或兼有脘宇脹悶，得噯氣或矢氣則舒，苔薄或薄膩，脈細弦。
		淤阻心脈	心悸不安，胸悶不舒，心痛時作，痛如針刺，脣甲青紫，舌質紫暗或有瘀斑，脈澀或結或代。
心臟病 D 型	火強水弱	陰虛火旺	心悸易驚，心煩失眠，五心煩熱，口乾，盜汗，思慮勞心則症狀加重，伴耳鳴腰酸，頭暈目眩，急躁易怒，舌紅少津，苔少或無，脈象細數。
		心陰虛證	心悸，煩躁失眠，潮熱盜汗，或口舌生瘡，面色潮紅。舌紅少津，脈細數。

表 5.31　心臟病

病類 基本式	五臟 分布特徵	中醫 常規證型	臨床表現
腦血管 A 型	火強水弱	心肝火旺	健忘顛倒，認知損害，自我中心，心煩易怒，口苦目乾，筋惕肉 ，煩躁不安，舌暗紅，苔黃膩，脈弦。
		腎精不足	眩暈日久不癒，腰膝酸軟，少寐多夢，健忘，兩目乾澀，視力減退；或面色㿠白，形寒肢冷，舌淡嫩，苔白，脈弱尺甚。
		中風陽閉	突然暈倒，不省人事，牙關緊閉，口噤不開，兩手握固，面赤身熱，躁擾不寧，舌苔黃膩，脈弦滑。
腦血管 B 型	木強水弱	肝陽上亢	眩暈，耳鳴，頭目脹痛，口苦，失眠多夢，遇煩勞鬱怒而加重，甚則仆倒，顏面潮紅，急躁易怒，肢麻震顫，舌紅苔黃，脈弦或數。
		陰虛風動	頭暈耳鳴，腰膝酸軟，突發口眼歪斜，言語不利，舌暗紅少苔或無，脈弦細或弦細數。
		風陽上擾	半身不遂，偏身麻木，舌強言蹇或不語，或口舌歪斜，心煩易怒，舌紅苔薄白，脈弦。
		肝陽頭痛	頭昏脹痛，兩側為重，心煩易怒，夜寐不寧，口苦面紅，或兼脅痛，舌紅苔黃，脈弦數。

病類 基本式	五臟 分布特徵	中醫 常規證型	臨床表現
腦血管 C 型	水強土弱	氣虛血瘀	半身不遂，口眼歪斜，面色無華，氣短乏力，手足水腫，舌暗淡苔薄白或白膩，脈沉細。
		瘀血內阻	表情遲鈍，言語不利，善忘，易驚恐，或思維異常，行為古怪，伴肌膚甲錯，口乾不欲飲，雙目晦暗，舌質暗或有瘀點瘀斑，脈細澀。
		瘀血阻竅	眩暈，頭痛，兼見健忘，失眠，心悸，精神不振，耳鳴耳聾，面脣紫暗，舌暗有瘀斑，脈澀或細澀。
腦血管 D 型	金強木弱	中風陰閉	突然暈倒，不省人事，牙關緊閉，口噤不開，肢體強痙，靜臥不煩，四肢不溫，苔白膩，脈沉滑緩。
		氣血虧虛	眩暈動則加劇，勞累即發，面色㿠白，神疲乏力，倦怠懶言，脣甲不華，發色不澤，心悸少寐，納少腹脹，舌淡苔薄白，脈細弱。
		血虛頭痛	頭痛隱隱，時時昏暈，心悸失眠，面色少華，神疲乏力，遇勞加重，舌質淡，苔薄白，脈細弱。
		氣血不足	記憶減退，行動遲緩，甚則終日寡言不動，倦怠，神疲乏力，面脣無華，爪甲蒼白，納呆便溏，舌淡胖，脈細弱。

表 5.32 腦血管病

病類 基本式	五臟 分布特徵	中醫 常規證型	臨床表現
肝病 A 型	木不疏土	肝鬱氣滯	腹痛脹悶，痛無定處，痛引少腹，或兼痛竄兩脅，時作時止，得噯氣或矢氣則舒，遇憂思惱怒則劇，舌質紅，苔薄白，脈弦。
		氣滯血瘀	脅下結塊，隱痛、刺痛不適，胸脅脹悶，面頸部見有赤絲紅紋，舌有紫斑或紫點，脈澀。
		肝氣鬱結	腹中結塊柔軟，時聚時散，攻竄脹痛，脘脅脹悶不適，苔薄，脈弦等。
		痰結血瘀	頸前喉結兩旁結塊腫大，按之較硬或有結節，腫塊經久未消，胸悶，納差，舌質暗或紫，苔薄白或白膩，脈弦或澀。
		痰氣鬱結	精神抑鬱，胸部悶塞，脅肋脹滿，咽中如有物梗塞，吞之不下，咯之不出，苔白膩，脈弦滑。本證稱為「梅核氣」。
肝病 B 型	水強火弱	肝膽濕熱	脅肋脹痛或灼熱疼痛，口苦口黏，胸悶納呆，噁心嘔吐，小便黃赤，大便不爽，或兼有身熱惡寒，身目發黃，舌紅苔黃膩，脈弦滑數。
		寒濕阻遏	脘腹痞脹，納穀減少，大便不實，神疲畏寒，口淡不渴，舌淡苔膩，脈濡緩或沉遲。
		水濕浸漬	全身水腫，下肢明顯，按之沒指，小便短少，胸悶，納呆，泛惡，苔白膩，脈沉緩，起病緩慢，病程較長。
		腎陽衰微	水腫反復消長不已，面浮身腫，腰以下甚，按之凹陷不起，尿量減少或反多，腰酸冷痛，四肢厥冷，怯寒神疲，面色㿠白，甚者心悸胸悶，喘促難臥，腹大脹滿，舌質淡胖，苔白，脈沉細或沉遲無力。

病類 基本式	五臟 分布特徵	中醫 常規證型	臨床表現
肝病 C型	強金剋木	陽氣虛衰	頭搖肢顫，筋脈拘攣，畏寒肢冷，四肢麻木，心悸懶言，動則氣短，自汗，小便清長或自遺，大便溏。舌質淡，舌苔薄白，脈沉遲無力。
		肝腎虧虛	關節屈伸不利，畏寒肢冷，陽痿，遺精。舌質淡紅，舌苔薄白或少津，脈沉細弱或細數。
		腎陽衰微	水腫反復消長不已，面浮身腫，腰以下甚，按之凹陷不起，尿量減少或反多，腰酸冷痛，四肢厥冷，怯寒神疲，面色晄白，甚者心悸胸悶，喘促難臥，腹大脹滿，舌質淡胖，苔白，脈沉細或沉遲無力。
肝病 D型	火強水衰	心肝陰虛	頸前喉結兩旁結塊或大或小，質軟，病起較緩，心悸不寧，心煩少寐，易出汗，手指顫動，眼乾，目眩，倦怠乏力，舌質紅，舌體顫動，脈弦細數。
		肝火擾心	不寐多夢，甚則徹夜不眠，急躁易怒，伴頭暈頭脹，目赤耳鳴，口乾而苦，不思飲食，便秘溲赤，舌紅苔黃，脈弦而數。
		肝陽上亢	眩暈，耳鳴，頭目脹痛，口苦，失眠多夢，遇煩勞鬱怒而加重，甚則仆倒，顏面潮紅，急躁易怒，肢麻震顫，舌紅苔黃，脈弦或數。
		心肝火旺	健忘顛倒，認知損害，自我中心，心煩易怒，口苦目乾，筋惕肉瞤，煩躁不安，舌暗紅，苔黃膩，脈弦。
		風陽上擾	半身不遂，偏身麻木，舌強言謇或不語，或口舌歪斜，心煩易怒，舌紅苔薄白，脈弦。

病類 基本式	五臟 分布特徵	中醫 常規證型	臨床表現
肝病 D型	火強水衰	肝經熱盛	高熱頭痛，口噤齘齒，手足躁動，甚則項背強急，四肢抽搐，角弓反張。舌質紅絳，舌苔薄黃或少苔，脈弦細而數。
		心營熱盛	高熱煩躁，神昏譫語，項背強急，四肢抽搐，甚則角弓反張。舌質紅絳，苔黃少津，脈細數。
		陰虛火旺	夜寐盜汗，或有自汗，五心煩熱，或兼午後潮熱，兩顴色紅，口渴，舌紅少苔，脈細數。
		氣鬱發熱	發熱多為低熱或潮熱，熱勢常隨情緒波動而起伏，精神抑鬱，脅肋脹滿，煩躁易怒，口乾而苦，納食減少，舌紅，苔黃，脈弦數。

表 5.33 肝系病

病類 基本式	五臟 分布特徵	中醫 常規證型	臨床表現
肺病 A 型	水強火弱	肺氣虛	喘促短氣，氣怯聲低，喉有鼾聲，咳聲低弱，痰吐稀薄，自汗畏風，易於感冒，舌質淡紅或有苔剝，脈軟弱。
		痰濁阻肺	喘而胸滿，咳嗽，痰多黏膩色白，食少，口黏不渴，舌苔白膩，脈象滑。
		寒飲侵肺	喉中哮鳴如水雞聲，呼吸急促，喘憋氣逆，胸膈滿悶如塞，咳不甚，痰少咯吐不爽，色白而多泡沫，口不渴或渴喜熱飲，形寒怕冷，天冷或受寒易發，面色青晦，舌苔白滑，脈弦緊或浮緊。
		虛寒肺痿	咯吐涎沫，其質清稀量多，不渴，短氣不足以息，頭眩，神疲乏力，食少，形寒，小便數，或遺尿，舌質淡，脈虛弱。
		痰熱鬱肺	咳嗽，或喉中痰鳴如吼，喘而氣粗息湧，胸高脅脹，咳嗆陣作，咳痰色黃或白，黏濁稠厚，排吐不利，口苦，口渴喜飲，汗出，面赤，或有身熱，甚至有好發於夏季者，舌苔黃膩，質紅，脈滑數或弦滑。

病類 基本式	五臟 分布特徵	中醫 常規證型	臨床表現
肺病 B型	火旺金囚	肺陰虧耗	乾咳，咳聲短促，痰少黏白，或痰中帶血絲，或聲音逐漸嘶啞，口乾咽燥，或午後潮熱，顴紅，盜汗，日漸消瘦，神疲，舌質紅少苔，脈細數。
		虛熱肺痿	咳吐濁唾涎沫，其質較黏稠，或咳痰帶血，咳聲不揚，甚則音嗄，氣急喘促，口渴咽燥，午後潮熱，形體消瘦，皮毛乾枯，舌紅而乾，脈虛數。
		熱毒襲肺	惡寒發熱，咳嗽，咯白色黏痰，痰量日益增多，胸痛，咳則痛甚，呼吸不利，口乾鼻燥，舌苔薄黃，脈浮數而滑。
		陰虛火旺	嗆咳氣急，痰少質黏，或吐痰黃稠量多，時時咯血，血色鮮紅，午後潮熱，盜汗，顴紅，口渴心煩，失眠，急躁易怒，或胸脅掣痛，男子見遺精，女子月經不調，形體日益消瘦，舌乾而紅，苔薄黃而剝，脈細數。
肺病 C型	燥土埋金	肝氣犯肺	每遇情志刺激而誘發，突然呼吸短促，息粗氣憋，胸悶胸痛，咽中如窒，但喉中痰鳴不著。平素常多憂思抑鬱，失眠，心悸。苔薄，脈弦。
		肝火犯肺	上氣咳逆陣作，咳時面赤，咽乾口苦，常感痰滯咽喉而咯之難出，量少質黏，症狀可隨情緒波動而增減，舌紅或舌邊紅，苔薄黃少津，脈弦數。
		風燥傷肺	乾咳，連聲作嗆，喉癢，咽喉乾痛，唇鼻乾燥，無痰或痰少而黏，不易咯出，或痰中帶有血絲，口乾，初起或伴鼻塞，頭痛，微寒，身熱等表證，舌質紅乾而少津，苔薄白或薄黃，脈浮數或小數。

病類 基本式	五臟 分布特徵	中醫 常規證型	臨床表現
肺病 D 型	土濕金冷	冷哮	喉中哮鳴如水雞聲，呼吸急促，喘憋氣逆，胸膈滿悶如塞，咳不甚，痰少咯吐不爽，色白而多泡沫，口不渴或渴喜熱飲，形寒怕冷，天冷或受寒易發，面色青晦，舌苔白滑，脈弦緊或浮緊。
		肺腎兩虛	短氣息促，動則為甚，吸氣不利，咳痰質黏起沫，腦轉耳鳴，腰酸腿軟，心慌，不耐勞累。畏寒肢冷，面色蒼白，舌苔淡白，質胖，脈沉細。

表 5.34 肺系病

病類 基本式	五臟 分布特徵	中醫 常規證型	臨床表現
腎病 A 型	土強水虛	腎陽衰微	水腫反覆消長不已，面浮身腫，腰以下甚，按之凹陷不起，尿量減少或反多，腰酸冷痛，四肢厥冷，怯寒神疲，面色㿠白，甚者心悸胸悶，喘促難臥，腹大脹滿，舌質淡胖，苔白，脈沉細或沉遲無力。
		腎陽衰憊	小便不通或點滴不爽，排出無力，面色㿠白，神氣怯弱，畏寒肢冷，腰膝冷而酸軟無力，舌淡胖，苔薄白，脈沉細或弱。

病類 基本式	五臟 分布特徵	中醫 常規證型	臨床表現
腎病 B型	木強水虛	膀胱濕熱	小便點滴不通，或量極少而短赤灼熱，小腹脹滿，口苦口黏，或口渴不欲飲，或大便不暢，舌質紅，苔黃膩，脈數。
		脾腎陽虛 濕濁內蘊	小便短少，色清，甚則尿閉，面色晦滯，形寒肢冷，神疲乏力，浮腫腰以下為主，納差腹脹，泛惡嘔吐，便溏，舌淡胖，有齒印，苔白膩，脈沉細。
		濕熱下注	遺精時作，小溲黃赤，熱澀不暢，口苦而膩，苔黃膩，脈濡數。
腎病 C型	水強火弱	腎陽虛	腰背酸痛，遺精，陽痿，多尿或不禁，面色蒼白，畏寒肢冷，下利清穀或五更泄瀉，舌質淡胖，有齒痕。
		腎氣不固	多為無夢而遺，甚則滑泄不禁，精液清稀而冷，形寒肢冷，面色㿠白，頭昏目眩，腰膝酸軟，陽痿早泄，夜尿清長，舌淡胖，苔白滑，脈沉細。
		腎氣虛	神疲乏力，腰膝酸軟，小便頻數而清，白帶清稀，舌質淡，脈弱。

病類 基本式	五臟 分布特徵	中醫 常規證型	臨床表現
腎病 D 型	火強水弱	熱結下焦	小便頻數短澀，灼熱刺痛，溺色黃赤，少腹拘急脹痛，或有寒熱，口苦，嘔惡，或有腰痛拒按，或有大便秘結，苔黃膩，脈滑數。
		君相火旺	少寐多夢，夢則遺精，陽事易舉，心中煩熱，頭暈目眩，口苦脅痛，小溲短赤，舌紅，苔薄黃，脈弦數。
		下焦熱盛	小便黃赤灼熱，尿血鮮紅，心煩口渴，面赤口瘡，夜寐不安，舌質紅，脈數。
		腎虛火旺	小便短赤帶血，頭暈耳鳴，神疲，顴紅潮熱，腰膝酸軟，舌質紅，脈細數。
		熱盛傷絡	小便熱澀刺痛，尿色深紅，或夾有血塊，疼痛滿急加劇，或見心煩，舌尖紅，苔黃，脈滑數。

表 5.35 腎系病

病類 基本式	五臟 分布特徵	中醫 常規證型	臨床表現
胃病 A型	金強火衰	脾陽虛弱	面色萎黃，食少，形寒，神倦乏力，面色㿠白，手足不溫，少氣懶言，大便溏薄，腸鳴腹痛，每因受寒或飲食不慎而加劇。胸脅支滿，心下痞悶，胃中或有振水音，脘腹喜溫畏冷，脘腹不舒，喜溫喜按，或泛吐清水痰涎，飲入易吐，口渴不欲飲水，頭暈目眩，心悸氣短，脘腹不舒，喜溫喜按，形體逐漸消瘦，舌淡苔白滑，脈弦或細、弱、滑。
		氣虛陽微	水飲不下，泛吐多量黏液白沫，面浮足腫，面色㿠白，形寒氣短，精神疲憊，腹脹，舌質淡，苔白，脈細弱。
		食滯內停	脘腹痞悶而脹，進食尤甚，拒按，噯腐吞酸，惡食嘔吐，或大便不調，矢氣頻作，味臭如敗卵，或溏或結，舌苔厚膩，脈滑或實。
		飲食傷胃	胃脘疼痛，脹滿拒按，噯腐吞酸，或嘔吐不消化食物，氣味腐臭，吐後痛減，不思飲食，大便不爽，得矢氣及便後稍舒，舌苔厚膩，脈滑。

病類 基本式	五臟 分布特徵	中醫 常規證型	臨床表現
胃病 B型	木強土弱	痰濕鬱熱	低熱，午後熱甚，心內煩熱，胸悶脘痞，不思飲食，渴不欲飲，嘔惡，大便稀薄或黏滯不爽，舌苔白膩或黃膩，脈濡數。
		氣鬱發熱	發熱多為低熱或潮熱，熱勢常隨情緒波動而起伏，精神抑鬱，脅肋脹滿，煩躁易怒，口乾而苦，納食減少，舌紅，苔黃，脈弦數。
		肝氣犯胃	胃脘脹痛，痛連兩脅，遇煩惱則痛作或痛甚，噯氣、矢氣則痛舒，胸悶噯氣，喜長嘆息，或嘔吐吞酸，大便不暢，舌質紅，舌苔多薄白，脈弦。
		肝胃不和	脘腹痞悶，胸脅脹滿，心煩易怒，善太息，嘔惡噯氣，或吐苦水，大便不爽，舌質淡紅，苔薄白，脈弦。
		痰氣交阻	吞嚥梗阻，胸膈痞滿，甚則疼痛，情志舒暢時稍可減輕，情志抑鬱時則加重，噯氣呃逆，嘔吐痰涎，口乾咽燥，大便艱澀，舌質紅苔薄膩，脈弦滑。
		氣機鬱滯	呃逆連聲，常因情志不暢而誘發或加重，胸脅滿悶，脘腹脹滿，噯氣納減，腸鳴矢氣，苔薄白，脈弦。
		肝氣乘脾	泄瀉腸鳴，腹痛攻竄，矢氣頻作，伴有胸脅脹悶，噯氣食少，每因抑鬱惱怒，或情緒緊張而發，舌淡紅，脈弦。
		濕熱中阻	胃脘疼痛，痛勢急迫，脘悶灼熱，口乾口苦，口渴而不欲飲，納呆噁心，小便色黃，大便不暢，舌紅，苔黃膩，脈滑數。
		濕熱阻胃	脘腹痞悶，或嘈雜不舒，噁心嘔吐，口乾不欲飲，口苦，納少，舌紅苔黃膩，脈滑數。

病類 基本式	五臟 分布特徵	中醫 常規證型	臨床表現
胃病 C型	土強水虛	胃火上逆	呃聲洪亮有力，聲高短促，沖逆而出，口臭煩渴，多喜冷飲，脘腹滿悶，大便秘結，小便短赤，苔黃燥，脈滑數。
		胃陰不足	脘腹痞悶，嘈雜，饑不欲食，噁心噯氣，口燥咽乾，大便秘結，舌紅少苔，脈細數。
		瘀血停胃	胃脘疼痛，如針刺，似刀割，痛有定處，按之痛甚，痛時持久，食後加劇，入夜尤甚，或見吐血黑便，舌質紫暗或有瘀斑，脈澀。
		胃陰虧耗	胃脘隱隱灼痛，似饑而不欲食，口燥咽乾，五心煩熱，消瘦乏力，口渴思飲，大便乾結，舌紅少津，脈細數。
胃病 D型	土不制水	胃中寒冷	呃聲沉緩有力或連聲，胸膈及胃脘不舒，得熱則減，遇寒更甚，進食減少，喜食熱飲，口淡不渴，舌苔白潤，脈遲緩。
		脾胃虛寒	胃痛隱隱，綿綿不休，喜溫喜按，空腹痛甚，得食則緩，勞累或受涼後發作或加重，泛吐清水，手足不溫，大便溏薄，舌淡苔白，脈虛弱或遲緩。
		寒濕內盛	泄瀉清稀，甚則如水樣，脘悶食少，腹痛腸鳴，或兼外感風寒，則惡寒，發熱，頭痛，肢體酸痛，舌苔白或白膩，脈濡緩。
		中虛臟寒	腹痛綿綿，時作時止，喜溫喜按，形寒肢冷，神疲乏力，氣短懶言，胃納不佳，面色無華，大便溏薄，舌質淡，苔薄白，脈沉細。

表 5.36 胃病

病類 基本式	五臟 分布特徵	中醫 常規證型	臨床表現
糖尿病 A	火土燥熱	胃熱熾盛	多食易饑，口渴，尿多，形體消瘦，大便乾燥，苔黃，脈滑實有力。
糖尿病 B	火強水弱	肺熱津傷	口渴多飲，口舌乾燥，尿頻量多，煩熱多汗，舌邊尖紅，苔薄黃，脈洪數。
		腎陰虧虛	尿頻量多，混濁如脂膏，或尿甜，腰膝酸軟，乏力，頭暈耳鳴，口乾唇燥，皮膚乾燥，瘙癢，舌紅苔少，脈細數。
糖尿病 C	水盛土蕩	氣陰虧虛	口渴引飲，能食與便溏並見，或飲食減少，精神不振，四肢乏力，體瘦，舌質淡紅，苔白而乾，脈弱。
		陰陽兩虛	小便頻數，混濁如膏，甚至飲一溲一，面色黧黑，耳輪焦乾，腰膝酸軟，形寒畏冷，陽痿不舉，舌淡苔白，脈沉細無力。
糖尿病 D	金強土衰	腎陰虧虛	尿頻量多，混濁如脂膏，或尿甜，腰膝酸軟，乏力，頭暈耳鳴，口乾唇燥，皮膚乾燥，瘙癢，舌紅苔少，脈細數。
糖尿病 E	木強土衰	氣陰虧虛	口渴引飲，能食與便溏並見，或飲食減少，精神不振，四肢乏力，體瘦，舌質淡紅，苔白而乾，脈弱。

表 5.37 糖尿病

注釋：

1　除痰濕質、血瘀質、特秉質有 A、B 兩種類型基本式。

2　比如，宋代兒科大家錢乙《小兒藥證直訣五臟所主》説：「腎主虛，無實也，惟瘡疹，腎實則變陷。」

3　轉引自李其忠《中醫基礎理論縱橫解析》，第 24 頁。

第 六 章

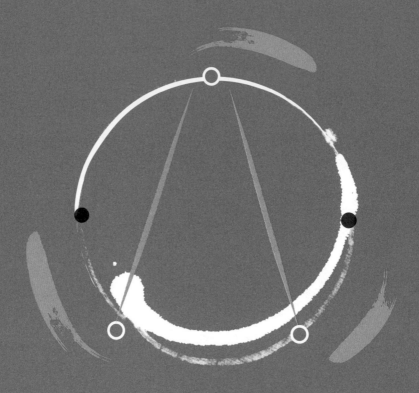

潛在疾病傾向的預測

誠如我們在《解讀時空基因密碼》一書裡所做的，研究的目的是為了對時空基因結構信息做出預測，從而提出和完善新的、動態的、個性化的保健策略，實踐中醫「治未病」的理想。因此，在探討疾病的先天條件的基礎上，我們嘗試實現電腦程序的預測功能。

Logistic 回歸分析

這裡採取統計學中的 Logistic 回歸分析來實現程序的預測。

Logistic 回歸分析是一種概率型非線性回歸，其因變量既可以是二分類的（比如「是」與「否」），也可以是多分類的，其中二分類的 Logistic 回歸分析被廣泛應用在銀行、保險、製藥等諸多領域。

在本章節中，所有案例的都是通過二分類的 Logistic 回歸進行分析的，其因變量是完全對立的兩個分類，例如該人「有心臟病」與「沒有心臟病」。我們之所以採用 Logistic 回歸分析，旨在探討先天時空基因中引發疾病的因素，並根據這些因素來預測疾病發生的概率。

Logistic 回歸的數學表達式如下：

$$\text{Logit}(P) = \ln\left(\frac{P}{1-P}\right) = \alpha_1 + \beta_1 x_1 + \beta_2 x_2 + \cdots\cdots + \beta m \times m$$

其中，P 指某事件發生的概率。它作為因變量與各自變量 x_i 建立回歸模型。而 P/(1-P) 就是發生概率與不發生的概率的比值，然後用對數變換，將取值範圍擴大。自變量 x_i 可以是二分類的分類變量（0 或 1），也可以是多分類的數值型的變量。α 為常數項，β 為偏回歸系數，反映各個自變量 $x_1, x_2, \cdots\cdots, x_m$ 的作用大小，即當其他變量數值不變時，某個自變量取值增加或減少一個單位時，引起的相對優勢比自然對數的變化量。

我們運用 SSPS 統計軟件對 29 個小類的疾病分型案例資料（755 案例）進行 Logistic 回歸分析，輸入包括 29 個小類的全部案例數組（x₁ 至 x₁₁ 等 11 個變項數值），分別求得了 29 個相關模型。以下是各個相關模型中的 β（偏回歸系數）數值和 α（常數）值[1]：

輸入	x1 肝陽	x2 肝陰	x3 心陽	x4 心陰	x5 胃	x6 脾	x7 肺陽	x8 肺陰	x9 腎陽	x10 腎陰	x11 燥濕度	α 常數
心臟病 A						0.083	0.093	0.068				-3.818
心臟病 B			0.167					0.075	0.142	0.209		-6.351
心臟病 C	0.113			0.103							-0.059	-4.080
心臟病 D			0.075								0.062	-4.749
腦血管病 A					0.036			-0.125	-0.104		0.075	-5.032
腦血管病 B		0.087				0.092	-0.133	0.048				-4.482
腦血管病 C	0.093							0.056	0.082	0.111		-4.824
腦血管病 D	-0.168						0.151			-0.102		-5.258
肝病 A					0.097	0.040	0.079					-3.522
肝病 B			-0.218	-0.083				-0.072		0.040		-4.599
肝病 C								0.176			-0.042	-5.026
肝病 D			0.048		-0.043						0.077	-4.322
肺病 A				-0.110						0.064		-3.950
肺病 B	0.059		0.047	0.133								-4.891
肺病 C					0.096							-4.095
肺病 D							0.100		0.059	-0.151	-0.112	-5.395
腎病 A	0.086				0.117				0.070		-0.112	-5.982
腎病 B		0.142		0.089							0.176	-8.672
腎病 C		-0.082				0.112						-4.166
腎病 D		-5.460										-3.532
胃病 A	0.072				0.049	0.046	0.086	0.090				-3.483
胃病 B	0.185	0.145					0.140					-5.321
胃病 C			0.118		0.124							-4.999
胃病 D										0.065	-0.095	-5.430
糖尿病 A		0.173										-6.346
糖尿病 B				0.084							0.066	-5.682
糖尿病 C				0.666	0.101							-4.787
糖尿病 D					-0.135		0.122	0.073				-5.547
糖尿病 E										0.056	0.069	-4.696

表 6.1 29 個小類 Logistic 回歸方程系數表

在 SPSS 統計軟件中，關於 Logistic 逐步回歸的方式有不同的選擇，這裡是選擇 Forward: Conditional（有條件前進法），即逐一讓滿足標準的自變量進入回歸方程變量，再依據條件參數似然比的檢驗結果剔除變量。注意：在表 6.1 中每個分型的 x_1 到 x_{11} 變量若出現的是空格，表明這個變量在操作過程中已被剔除了。

事實上，仔細觀察這個表，凡是出現 β（偏回歸系數）的變項，都是自身具有較重要的識別信息量的變項。尤其是對照前一章各個分型圖示，它們都是凸顯分型特徵的變項。

比如，第一行心臟病 A 型，它的五臟陰陽分布圖（第五章圖 5.2）如下：

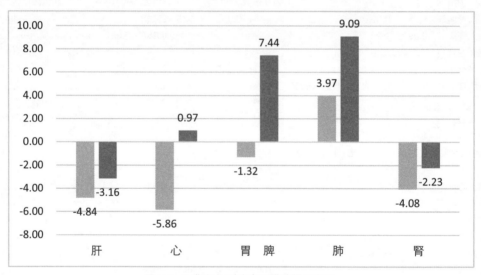

圖 5.2　心臟病 A 型病案五臟陰陽分布圖

其中變項脾（x_6）、肺氣（x_7）和肺陰（x_8）是此圖中 3 個數值最大的變項。正是它們構成了這個心臟病分型的主要特徵（金冷火衰）。對照上表（表 6.1），心臟病 A 型帶有 β（偏回歸系數）值變項的，不正是它們嗎？

再如，肝病 C 型，它的五臟陰陽分布圖（第五章圖 5.32）如下：

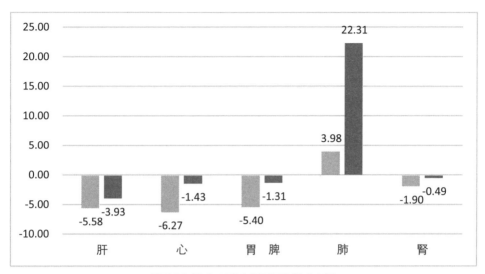

圖 5.32 肝病 C 型病案五臟陰陽分布圖

其中肺金獨旺，尤其是肺陰（辛金）很旺。觀察上表（表 6.1）肝病 C 型，在前 10 個變項中僅取 x_8（肺陰）這個變項，帶有 β（偏回歸系數）值，它表現了強金剋木的主要特徵。

可見 Logistic 逐步回歸的方式做出選擇時，是通過尋找和保留跟其他分型有顯著對比性的數值變項，而剔除那些對比信息量較小的數值變項。

預測：潛在的疾病發生概率

有了這樣帶有變項參數的 Logistic 回歸模型，我們就可直接輸入被測人的時空基因數組，求取他（或她）的潛在疾病發生可能性的概率（P 值）。比如，前文中的案例 1（男，1946 年 10 月 20 日午時生），其時空基因數組是：

肝陽	肝陰	心陽	心陰	胃	脾	肺陽	肺陰	腎陽	腎陰	燥濕度
-7.85	-5.46	12.85	24.51	16.44	-7.75	-9.19	-4.68	-9.52	-9.36	37.60

案例 1 時空結構數組

我們先按以下方程式求出 $\hat{Y}$ 值：

方程式（1）

$$\hat{Y} = \hat{\alpha}_1 + \hat{\beta}_1 x_1 + \hat{\beta}_2 x_2 + \cdots\cdots + \hat{\beta}_m x_m$$

在代入相關數組變項內容以及上面已經羅列的參數，求取了 $\hat{Y}$ 值以後，再按以下公式，進一步求取 29 個小類的 $\hat{P}$ 值：

方程式（2）

$$\hat{P} = \frac{1}{1 + \exp(-\hat{Y})}$$

比如，要求取心臟病 A 型的先天發生概率 $\hat{P}$，那麼，先用方程（1）求取 $\hat{Y}$ 值：

$\hat{Y} = -3.818 + 0.083 \times (-7.75) + 0.093 \times (-9.19) + 0.068 \times (-4.68) = -5.316$

接著，將 $\hat{Y}$ 值代入方程（2），求取 $\hat{P}$ 值，即：

$\hat{P} = 1 / [1 - \exp(-\hat{Y})] = 1 / [1 - \exp(-(-5.316))] = 0.00489$

這個 p̂ 值就是他的時空基因所顯示出來的後天可能發生心臟病 A 型的概率。如果進一步把 29 個疾病小類的 p̂ 值都求出來,我們就得到了此人後天發生這些病類以及它的分型可能性的所有概率了。

以下是根據疾病分型資料 logistic 回歸運算得到的方程式求得的個人(案例 1)時空基因對應的發生七類疾病及其分型潛在可能性的運算結果:

編號	疾病分型	Y	P	小類最大值	疾病分型	排序
1	心臟病 A	-5.316	0.005	0.189	心臟病 D	5
2	心臟病 B	-5.917	0.003			
3	心臟病 C	-4.661	0.009			
4	心臟病 D	-1.454	0.189			
5	腦血管病 A	-0.045	0.489	0.489	腦血管病 A	1
6	腦血管病 B	-4.672	0.009			
7	腦血管病 C	-7.635	0.000			
8	腦血管病 D	-4.372	0.012			
9	肝病 A	-7.428	0.001	0.180	肝病 B	7
10	肝病 B	-1.517	0.180			
11	肝病 C	-2.963	0.049			
12	肝病 D	-9.472	0.000			
13	肺病 A	-7.245	0.001	0.184	肺病 B	6
14	肺病 B	-1.490	0.184			
15	肺病 C	-2.517	0.075			
16	肺病 D	-9.244	0.000			

編號	疾病分型	Y	P	小類最大值	疾病分型	排序
17	腎病 A	-9.611	0.000	0.340	腎病 B	2
18	腎病 B	-0.665	0.340			
19	腎病 C	-4.586	0.010			
20	腎病 D	-3.931	0.019			
21	胃病 A	-4.810	0.008	0.191	胃病 C	4
22	胃病 B	-8.851	0.000			
23	胃病 C	-1.444	0.191			
24	胃病 D	-9.610	0.000			
25	糖尿病 A	-7.291	0.001	0.242	糖尿病 B	3
26	糖尿病 B	-1.142	0.242			
27	糖尿病 C	-1.509	0.181			
28	糖尿病 D	-9.229	0.000			
29	糖尿病 E	-5.875	0.003			

案例 1　運算結果（1）

　　從表中可以看到，通過代入個人（案例 1）相關的時空基因數組的數值，經過 Logistic 回歸模型的運算，可以求得每一個疾病分型的潛在發生概率 P 值（見 P 值欄）。然後，在同一個病類內部再做進一步的比較，選取概率最大者作為這個病類的代表（見「小類最大值」欄）。比如，上表中心臟病 A、B、C、D 四個分型中，心臟病 D 型的 P 值最大（0.1894），就選擇心臟病 D 型作為心臟病系的代表。接下來，再把選出的各病類的「代表」（即最大值者）進行排序，由此得到個人先天潛在的疾病發生的信息。把這個結果再整理如下：

排序	小類最大值 P	疾病分型
1	0.489	腦血管病 A
2	0.340	腎病 B
3	0.242	糖尿病 B
4	0.191	胃病 C
5	0.189	心臟病 D
6	0.184	肺病 B
7	0.180	肝病 B

案例 1 運算結果（2）

從表中可以發見：排在潛在疾病第一位的是腦血管病（腦血管病 A 型），發生可能性的概率是 0.4887；排在第二位的是腎病（腎病 D 型），發生可能性的概率是 0.3397；第三位是糖尿病（糖尿病 B 型），發生可能性的概率是 0.2420。前文已經談到，此人（案例 1）有高血壓腦中風病史，同時也患有糖尿病。可見他後天患有的疾病，在他出生時的時空基因結構中早已有「印記」了。

下面再看一例，案例 2。這是在《解讀時空基因密碼》一書中提到過的我的一位舊友：男性，上海人，1946 年 8 月 8 日 12:30 出生。他的出生時空結構四柱是：丙戌（年），戊申（月），甲寅（日），庚午（時辰）。通過轉換運算，其時空結構的數組表述及五臟陰陽分布是：

肝陽	肝陰	心陽	心陰	胃	脾	肺陽	肺陰	腎陽	腎陰	燥濕度
-1.07	-9.36	21.85	5.67	-1.27	-4.88	9.56	-5.77	-5.37	-9.36	25.20

案例 2 時空結構數組

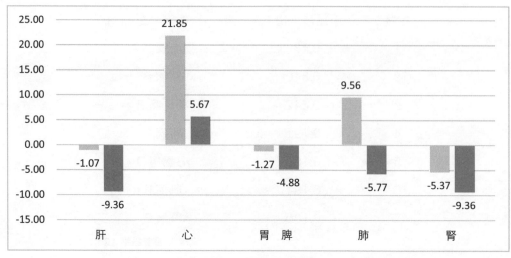

案例 2　五臟陰陽分布圖

我們把這個基因數組輸入由 SPSS 軟件 Logistic 回歸分析模型進行運算，下面是得到的最終結果：

排序	小類最大值 P	疾病分型
1	0.218	肝病 D
2	0.175	心臟病 D
3	0.129	腦血管病 A
4	0.071	胃病 C
5	0.040	肺病 B
6	0.028	糖尿病 B
7	0.019	腎病 A

案例 2　運算結果

排在最前的三個是：肝病 D 型（0.2179）、心臟病 D 型（0.1754）和腦血管病 A 型（0.1292）。他是 2013 年夏天在散步時突發心臟病（心梗）去世的。他身體一直很好，只是到了老年有高血壓心臟病。在去世前三天，我們還一起相聚。他告訴我醫生發現他心臟血管堵塞嚴重，希望他去裝心臟支架，但他不以為然。其實對比案例 1 的運算結果，儘管心臟病和腦血管病排在前列，但絕對數值並不高，案例 1 排在最前的腦血管病的 P 值是 0.4887，而他的時空基因結構可能發生心臟病的 P 值只有 0.1754，然而因為沒有引起重視，不幸先「走」了。現在也來不及詢問他生前肝臟的情況了。

從這兩個案例的比較中，不難發現，應用 Logistic 回歸分析運算，有它的長處：它不僅可以找到在時空基因裡潛在的疾病信息，同時還能指示它們後天可能發生的概率，並通過數值來對不同疾病發生的可能性給予排序。於是，它不僅能嘗試**定性**作業，而且還能適當地做出**定量**的分析。在這樣的基礎上，根據時空基因內部存在的信息，實現**預測**的功能。

案例實測（八則）

以下是預測案例：（案例全部取自劉啟治《八字驗方》[2]）

案例 3

男，1942 年 11 月 20 日卯時生。時空結構：壬午（年），辛亥（月），丁丑（日），癸卯（時辰）。

事實：自幼心臟衰弱。2002 年和 2003 年，心臟、冠動脈阻塞，曾發生輕微中風。2004 年（62 歲）中風不治去世。

肝陽	肝陰	心陽	心陰	胃	脾	肺陽	肺陰	腎陽	腎陰	燥濕度
1.35	2.00	-5.98	4.80	-11.28	-0.36	-9.19	0.45	12.80	5.39	-15.90

案例 3 時空結構數組

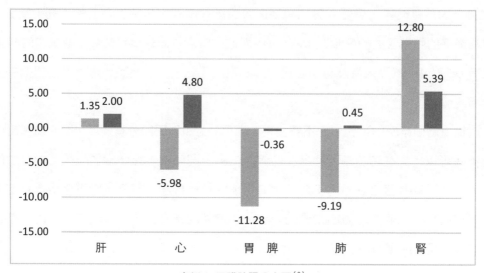

案例 3 五臟陰陽分布圖[3]

排序	小類最大值 P	疾病分型
1	0.076	心臟病 C
2	0.046	腦血管病 C
3	0.033	腎病 B
4	0.029	肝病 B
5	0.027	胃病 D
6	0.026	糖尿病 C
7	0.016	肺病 A

案例 3 預測程序運算結果

心臟病（C型）和腦血管病（C型）排列在最前面，説明此人時空基因中有潛在的心臟和腦血管病的因子。從五臟分布情況看，是旺水剋心火。

案例 4

男，1950 年 6 月 28 日戌時生。時空結構：庚寅（年），壬午（月），甲午（日），甲戌（時辰）。

事實：1986 年（丙寅）因肺病去世。

肝陽	肝陰	心陽	心陰	胃	脾	肺陽	肺陰	腎陽	腎陰	燥濕度
11.12	-9.36	8.93	22.23	-7.38	-1.89	-4.14	-8.21	-1.94	-9.36	21.80

案例 4 時空結構數組

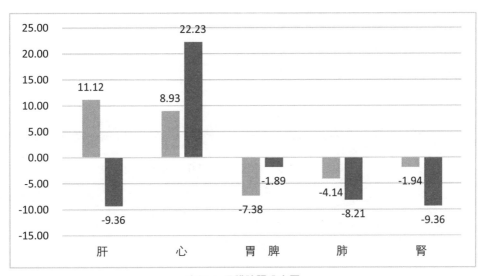

案例 4 五臟陰陽分布圖

排序	小類最大值 P	疾病分型
1	0.297	肺病 B
2	0.139	心臟病 C
3	0.130	肝病 D
4	0.085	糖尿病 B
5	0.081	腦血管病 A
6	0.026	腎病 A
7	0.014	胃病 A

案例 4 預測程序運算結果

預測結果是肺病（B 型）排在首位（0.2974）。從五臟分布看，是強火剋金（肺）。

案例 5

男，1948 年 1 月 19 日子時生。時空結構：丁亥（年），癸丑（月），癸卯（日），壬子（時辰）。

事實：2003 年（癸未）冠心病突發謝世。

肝陽	肝陰	心陽	心陰	胃	脾	肺陽	肺陰	腎陽	腎陰	燥濕度
-2.81	1.83	-9.52	-4.77	-11.79	-3.53	-9.19	-8.55	20.18	28.14	-33.30

案例 5 時空結構數組

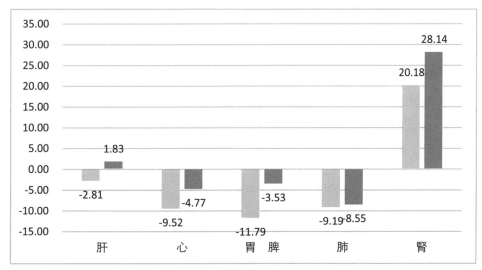

案例 5 五臟陰陽分布圖

排序	小類最大值 P	疾病分型
1	0.723	心臟病 B
2	0.405	肝病 B
3	0.392	胃病 D
4	0.313	腦血管病 C
5	0.165	糖尿病 C
6	0.165	肺病 A
7	0.079	腎病 C

案例 5 預測程序運算結果

　　從預測程序運算結果看，心臟病（B 型）佔首位，數值甚高（0.7228），與第二位數值相差較大。從五臟分布來說，是強水剋火（心）。可惜當事人從來就沒有意識到這個先天時空存在的發病因子。

案例 6

男，1940 年 1 月 24 日酉時生。時空結構：己卯（年），丁丑（月），丙寅（日），丁酉（時辰）。

事實：1996 年（丙子）患血管硬化而至血壓突高，急診後稍安。1998 年（戊寅）病情惡化，因腦溢血不治去世。

肝陽	肝陰	心陽	心陰	胃	脾	肺陽	肺陰	腎陽	腎陰	燥濕度
2.49	0.73	3.30	5.59	-9.92	11.53	-4.38	5.83	-9.52	-5.66	6.60

案例 6 時空結構數組

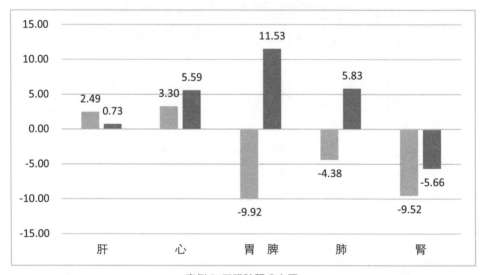

案例 6 五臟陰陽分布圖

排序	小類最大值 P	疾病分型
1	0.076	腦血管病 B
2	0.051	腎病 A
3	0.043	胃病 A
4	0.038	肝病 D
5	0.037	心臟病 A
6	0.022	肺病 D
7	0.013	糖尿病 D

案例 6 預測程序運算結果

預測的結果，腦血管病（B 型）佔首位，儘管其數值並不很高（0.0762）。

案例 7

男，1976 年 10 月 26 日未時生。時空結構：丙辰（年），戊戌（月），辛亥（日），乙未（時辰）。

事實：2006 年（丙戌）患肺結核不治去世。「二十一世紀肺病已非絕症，卻不幸在患病後，肺部竟逐漸硬化而失去呼吸能力，英年早逝，令人惋惜。」[4]

肝陽	肝陰	心陽	心陰	胃	脾	肺陽	肺陰	腎陽	腎陰	燥濕度
-6.08	0.77	-1.40	-4.82	24.79	-1.99	-9.19	6.90	-1.78	-7.21	6.70

案例 7 時空結構數組

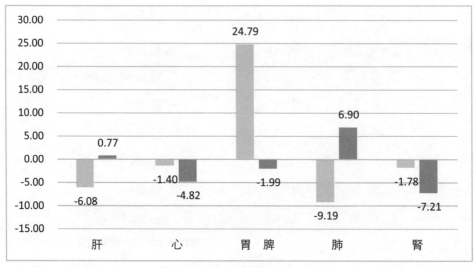

案例 7 五臟陰陽分布圖

排序	小類最大值 P	疾病分型
1	0.153	肺病 C
2	0.128	肝病 A
3	0.110	胃病 C
4	0.069	糖尿病 A
5	0.046	腦血管病 B
6	0.030	腎病 B
7	0.012	心臟病 D

案例 7 預測程序運算結果

從運算結果看，肺病（C型）出現在首位（0.1525）。可見在此人的時空基因裡有潛在的肺病因子。從五行分布來看，是燥土犯肺。

案例 8

女，1948 年 5 月 16 日子時生。時空結構：戊子（年），丁巳（月），辛丑（日），庚子（時辰）。

事實：2001 年（辛巳）以急性腎炎謝世。

肝陽	肝陰	心陽	心陰	胃	脾	肺陽	肺陰	腎陽	腎陰	燥濕度
-9.52	-9.36	1.15	4.28	1.11	7.74	1.09	0.00	-3.32	6.83	-3.70

案例 8 時空結構數組

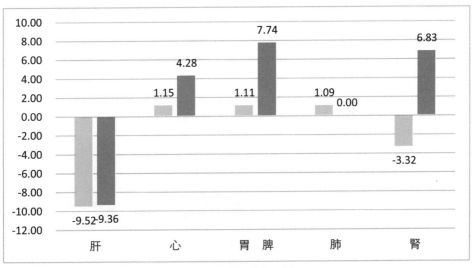

案例 8 五臟陰陽分布圖

排序	小類最大值 P	疾病分型
1	0.074	腎病 A
2	0.047	肝病 A
3	0.044	心臟病 A
4	0.025	胃病 A
5	0.018	肺病 A
6	0.015	腦血管病 D
7	0.012	糖尿病 A

案例 8 預測程序運算結果

從預測程序運算結果看，腎病（A型）排在首位，雖然數值本身並不高（0.0737），但也成了生命的殺手。可見不能低估時空基因在疾病預測中的功能。

案例 9

男，1963 年 9 月 27 日寅時生。時空結構：癸卯（年），辛酉（月），癸酉（日），甲寅（時辰）。

事實：小時候曾患過急性肝炎。2004 年患肝癌，肝臟移植手術成功。2005 年（乙酉），癌細胞再現，第二次移植肝臟手術，幸運不再，擴散不治。

肝陽	肝陰	心陽	心陰	胃	脾	肺陽	肺陰	腎陽	腎陰	燥濕度
20.07	-9.36	-3.84	-9.36	-8.87	-9.60	-0.53	27.96	-9.52	3.04	-5.40

案例 9 時空結構數組

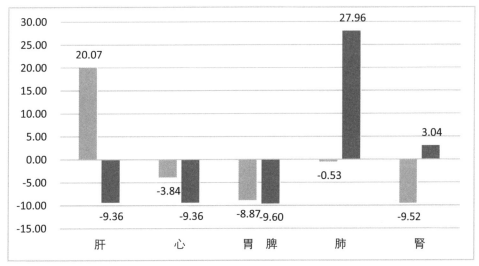

案例 9 五臟陰陽分布圖

排序	小類最大值 P	疾病分型
1	0.530	肝病 C
2	0.391	胃病 A
3	0.138	腦血管病 C
4	0.085	糖尿病 D
5	0.079	心臟病 C
6	0.062	肺病 A
7	0.015	腎病 B

案例 9 預測程序運算結果

　　從預測程序運算結果看，肝病（C 型）排在首位，數值較大（0.5303），所以小時候就患過急性肝炎，而且最終還是因肝癌去世。從五行分布來看，是金木交戰，而強金剋木（肝）。

案例 10

男，1958 年 9 月 8 日辰時生。時空結構：戊戌（年），庚申（月），戊子（日），丙辰（時辰）。

事實：2004 年感到疲倦消瘦。2005 年（乙酉）劇痛突生，檢驗結果，竟患肝癌不治之症，化療無效，於農曆 11 月（子月）謝世。

肝陽	肝陰	心陽	心陰	胃	脾	肺陽	肺陰	腎陽	腎陰	燥濕度
-9.52	-5.31	5.24	-9.36	11.35	-11.44	10.84	-9.39	3.85	13.72	-1.20

案例 10 時空結構數組

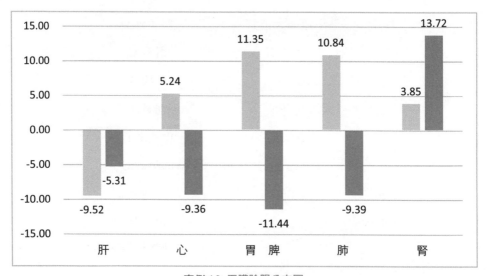

案例 10 五臟陰陽分布圖

排序	小類最大值 P	疾病分型
1	0.117	肝病 A
2	0.115	肺病 A
3	0.049	胃病 C
4	0.032	腦血管病 D
5	0.028	糖尿病 C
6	0.023	心臟病 A
7	0.020	腎病 B

案例 10 預測程序運算結果

從預測程序運算結果看，肝病（A 型）排在首位（0.1169）。如果跟上例比，數值不算很高，因此早年並沒有得過肝病。肝癌的發現比較突然，但肝臟病的可能性較大則是早已「寫」在出生的時空基因裡了。

注釋：

1   表中所列出的變量在統計上都顯著。

2   劉啟治：《八字驗方》（香港聚賢館文化有限公司，2007 年）。案例 3（第 58 頁），案
     例 4（第 95 頁），案例 5（第 102 頁），案例 6（第 106 頁），案例 7（第 146 頁），
     案例 8（第 168 頁），案例 9（第 182 頁），案例 10（第 66 頁）。

3   由於篇幅原因，以下只顯現五臟內部陰陽分布圖。

4   《八字驗方》第 147 頁。

第 七 章

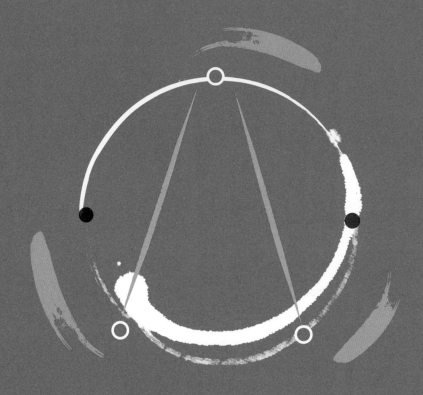

「偏頗性」研究

在以上章節中，通過對後天患有七類疾病的人的出生時空基因的大數據考察，我們不難發現，**它們之間存在著相當高的相關性**。通過對這種相關性的挖掘和探討，我們完全有可能依據個體人的出生時間來預測他潛在的疾病傾向性。這是中華古老智慧在現代的具體應用，也是今天我們踏著先哲的腳印，應用現代的科學工具，去實現古中醫學「治未病」理想的具體途徑之一。

強臟和弱臟

經過前文的考察，讀者或許已經瞭解到，出生時空結構中「氣」的陰陽五行**分布的偏頗性**是後天疾病發生的重要因素之一。

如何進一步量度這種偏頗性呢？

在《解讀時空基因密碼》中，筆者應用了「強臟」和「弱臟」的概念。實際上它們是五臟能量分布的「太過」和「不及」的具體表現。「太過」和「不及」都會打破正常的平衡狀態，並因此會由生理上的不平衡而進入到病理狀態。筆者在此書中寫道：

> 我們有了量度五臟的具體數值，至少可以通過比較算出的數值來判定，在強臟和弱臟之中，哪一個應該成為關注的重點？按照以上設定的區域（+22.3 至 -15.4 之間），哪個臟腑的數值越出了這個區域，它就是越出了「警戒線」，是需要關注的重點。弱臟，越出了下界，自然首先要關注；但強臟，若越出了上界，也成了首先要關注的重點了。

通過對案例數值的運算，筆者得到了作為強臟和弱臟的「警戒線」的上界是：+22.3；下界是：-15.4。

這裡，我們對本書參與運算的七類疾病案例做了同樣的統計：

	疾病	案例	強臟均值	弱臟均值	A >22.3	B <-15.4	兼有 AB
1	心臟病	112	25.83	-15.59	62	67	49
2	腦血管病	118	23.56	-15.77	58	71	46
3	肝病	147	23.53	-15.00	69	81	50
4	肺病	104	23.38	-14.98	48	59	32
5	腎病	88	22.46	-15.20	37	47	28
6	胃病	115	25.66	-15.98	68	70	50
7	糖尿病	71	25.53	-16.15	38	44	30
		755	24.28	-15.52	380	439	285

表 7.1　各類疾病強臟和弱臟求取均值表

顯然，後天發生以上七類疾病的個體人的時空基因中強臟和弱臟的平均值都超過了**體質**統計的結果：強臟均值（24.28）大於體質研究中的強臟均值（22.29）；弱臟的均值（-15.52）則小於體質研究中的弱臟均值（-15.40）。這就是説，後天發生上述疾病的人的時空基因裡五臟分布狀態，比起多數體質偏頗的人來説，則更加「偏頗」了。

表 7.1 的 A、B 欄裡，我們以體質研究中提出的警戒線為標準做了統計，以上 755 例中高於警戒線上界的有 380 例（佔 50.3%）；低於下界的有 439 例（佔

58.1%）。《中醫自然體質論治》一書説：「弱臟和強臟都容易發病，特別是弱臟必病。」[1] 雖然我們對求取強臟和弱臟的觀念和方法跟《論治》完全不同，但統計的結果表明，後天患有疾病的人的時空基因中處於弱臟情況的更佔據了多數。我們知道，弱臟逢剋是五臟相剋關係造成後天疾病的主要線索。（見第四章）

我們還可以進一步考察疾病大類內部分型的強臟和弱臟的分布情況。

	疾病	案例	強臟均值	弱臟均值	A >22.3	B <-15.4	兼有 AB
1	心臟病 A	33	18.54	-14.48	9	16	7
2	心臟病 B	28	36.18	-17.82	27	22	22
3	心臟病 C	28	20.22	-14.07	8	13	8
4	心臟病 D	23	30.51	-16.33	18	16	12
5	腦血管病 A	39	27.04	-17.00	27	31	23
6	腦血管病 B	29	18.31	-13.56	7	9	4
7	腦血管病 C	26	26.80	-17.84	16	19	12
8	腦血管病 D	24	20.72	-14.21	8	12	7
9	肝病 A	40	16.75	-12.85	8	12	5
10	肝病 B	39	23.91	-16.04	22	27	17
11	肝病 C	36	26.70	-15.53	23	21	14
12	肝病 D	32	27.98	-15.82	16	21	14
13	肺病 A	28	22.60	-15.77	12	19	10
14	肺病 B	28	30.31	-16.06	20	17	12

	疾病	案例	強臟均值	弱臟均值	A >22.3	B <-15.4	兼有 AB
15	肺病 C	25	18.53	-13.05	8	10	4
16	肺病 D	23	21.17	-14.78	8	13	6
17	腎病 A	30	19.95	-14.63	10	15	7
18	腎病 B	29	16.99	-14.26	6	13	5
19	腎病 C	15	29.04	-16.58	10	9	8
20	腎病 D	14	32.10	-16.88	11	10	8
21	胃病 A	39	17.77	-14.02	10	16	7
22	胃病 B	31	32.08	-16.77	24	19	16
23	胃病 C	26	27.42	-16.90	22	18	15
24	胃病 D	19	28.99	-17.47	12	17	12
25	糖尿病 A	17	18.37	-15.43	5	8	3
26	糖尿病 B	15	31.06	-16.01	11	10	9
27	糖尿病 C	14	24.33	-15.95	7	8	4
28	糖尿病 D	14	23.00	-15.33	6	8	6
29	糖尿病 E	11	33.79	-18.75	9	10	8
		755	24.87	-15.66	380	439	285

表 7.2 29 種疾病分型強臟和弱臟均值表

　　顯而易見，強臟和弱臟在疾病小類分型中分布也並不相同。比較顯著的是心臟病 B 型、腦血管病 A 型、肝病 B 型、肺病 A 型、胃病 B 型、糖尿病 B 型等。

下面再羅列各個分型中能量最高和最低的五行或五臟：

編號	疾病分型	肝	心	脾	肺	腎	佔百分比
1	心臟病 A	(-8.00)			13.06		29.5
2	心臟病 B			(-12.17)		36.18	25.0
3	心臟病 C	15.14		(-9.00)			25.0
4	心臟病 D		28.26			(-11.94)	20.5
5	腦血管病 A		22.21			(-13.67)	33.1
6	腦血管病 B	8.75				(-5.84)	24.6
7	腦血管病 C			(-14.30)		26.59	22.0
8	腦血管病 D	(-8.63)			18.11		20.3
9	肝病 A			13.01		(-5.18)	27.2
10	肝病 B		(-13.02)			20.90	26.5
11	肝病 C	(-9.51)			26.29		24.5
12	肝病 D		26.15			(-12.59)	21.8
13	肺病 A		(-11.28)			20.62	26.9
14	肺病 B		29.80			(-11.79)	26.9
15	肺病 C			13.86		(-6.10)	24.0
16	肺病 D		(-8.91)		12.09		22.1
17	腎病 A	(-10.22)		17.34			34.1
18	腎病 B	11.94		(-6.24)			33.0
19	腎病 C		(-13.74)			27.91	17.0
20	腎病 D		32.10				15.9
21	胃病 A		(-6.19)		12.98		33.9
22	胃病 B	32.08		(-11.88)			27.0
23	胃病 C			14.24		(-11.54)	22.6
24	胃病 D		(-13.47)			28.50	16.5
25	糖尿病 A	(-11.13)		16.24			23.9

編號	疾病分型	肝	心	脾	肺	腎	佔百分比
26	糖尿病 B		31.06			(-14.21)	21.1
27	糖尿病 C			(-10.17)		24.33	19.7
28	糖尿病 D			(-8.47)	22.60		19.7
29	糖尿病 E	33.79		(-13.07)			15.5

表 7.3 疾病 29 分型中五臟最強和最弱的數值表（最弱的數值用括號表示）

其中有些小類五行強弱懸殊，比如，心臟病 B 型、腦血管病 C 型、肝病 B 型、肺病 B 型、腎病 D 型、胃病 B 型、糖尿病 C 型等；而有的最強和最弱的對比沒有那麼懸殊，如心臟病 C 型、腦血管病 B 型、肝病 A 型、肺病 D 型、腎病 B 型、胃病 A 型等。

如果我們把上表中五臟各豎欄裡超過警戒線上界 22.29 的強臟揀出來，置於下表：

肝	心	脾	肺	腎
胃病 B	心臟病 D		肝病 C	心臟病 B
糖尿病 E	肝病 D		糖尿病 D	腦血管病 C
	肺病 B			腎病 C
	腎病 D			胃病 D
	糖尿病 B			糖尿病 C

7.4 強臟分布與疾病

除了糖尿病之外，肝臟欄裡只有胃病 B 型，它正是強木（32.08）所剋的臟系（木剋土）；肺臟欄裡只有肝病 B 型，它正是強金（26.29）所剋的臟系（金剋木）。前文曾談到，在五臟升降運動中，肝和肺是三個主要的對立關係之一。當它們處於十分氣盛時，它們所剋的臟系自然易於遭殃。

同樣，前文也談到，心與腎這一對關係，是陰與陽、火與水、精與神之間平衡、人體陰陽升降的根本，它們之間的對立往往會帶來比較嚴重的後果。表中顯示，除糖尿病外，它們各自都有四個強臟（數值大於警戒線上界），數量遠多於肝與肺，它們的過於氣盛，影響到四種潛在的疾病。因此，心與腎的數值關係在觀察後天疾病方面，往往有主導作用，實在不可小覷。

癌症病案的比較分析

以上通過各類疾病強臟和弱臟的討論，我們瞭解到**時空基因五行**或**五臟分布**的偏頗性是構成後天疾病的重要因素。為了進一步研究時空基因內部**陰陽分布**的偏頗性，我們對收集到的三種癌症資料做了類似前面七大類疾病的模糊聚類分析。

以下是收集到的肝癌、肺癌和胃癌的案例資料，共 238 例：

1. 肝癌，97 例；2. 肺癌，77 例；3. 胃癌，64 例。

我們對這些癌症案例分別做了模糊聚類算法運算。經過四分程序，再根據隸屬度篩選，留下隸屬度大於 0.5 的案例作為分析的資料集，得到了以下三類癌症 12 個分型。列表如下：

編號	疾病	編號	小類	案例	佔百分比
1	肝癌 79 例	1	肝癌 A	22	27.8
		2	肝癌 B	21	26.6
		3	肝癌 C	18	22.8
		4	肝癌 D	18	22.8
2	肺癌 57 例	5	肺癌 A	22	38.6
		6	肺癌 B	16	28.1
		7	肺癌 C	12	21.0
		8	肺癌 D	7	12.3

編號	疾病	編號	小類	案例	佔百分比
3	胃癌 50 例	9	胃癌 A	14	28.0
		10	胃癌 B	13	26.0
		11	胃癌 C	12	24.0
		12	胃癌 D	11	22.0

表 7.5　癌症小類分型

接下來求取各分型的案例均值作為這個小類的基本式。其結果列表如下：

癌症		x1 肝陽	x2 肝陰	x3 心陽	x4 心陰	x5 胃	x6 脾	x7 肺陽	x8 肺陰	x9 腎陽	x10 腎陰	x11 燥濕度
1	肝癌 A	1.57	-2.02	-6.18	-1.88	-4.28	-3.58	-0.34	-3.54	13.88	6.37	-12.91
2	肝癌 B	0.09	0.17	-2.41	-3.85	15.39	-1.70	0.75	-5.58	-1.73	-1.14	4.09
3	肝癌 C	-4.13	-1.98	-4.72	-2.82	-7.45	-1.61	2.70	22.81	-4.84	2.04	-9.75
4	肝癌 D	-1.37	-3.70	14.00	9.52	1.36	-0.86	-3.28	-5.49	-4.72	-5.48	19.78
5	肺癌 A	-3.75	-2.99	9.33	9.07	1.83	1.13	-3.10	-4.49	-5.24	-1.80	11.55
6	肺癌 B	0.74	0.62	-6.93	-7.26	-2.41	-1.93	1.04	-4.64	8.28	12.48	-18.70
7	肺癌 C	-4.50	-1.10	-5.63	-3.00	-2.98	-4.24	6.22	18.21	-5.85	2.85	-9.68
8	肺癌 D	16.11	12.72	0.78	-3.45	-7.76	-1.63	-6.70	-3.16	-5.02	-1.91	4.30
9	胃癌 A	27.27	4.94	-0.94	-6.53	-2.71	-6.62	-4.09	-4.78	-4.65	-1.90	7.74
10	胃癌 B	0.23	-1.99	-5.76	-6.03	-1.56	-3.05	2.06	-4.81	10.57	10.32	-13.98
11	胃癌 C	-2.66	1.50	11.14	5.04	6.22	-2.07	-2.71	-5.09	-6.99	-4.39	15.58
12	胃癌 D	-7.78	-6.46	-5.66	-2.45	0.89	12.32	0.64	13.17	-3.99	-0.69	-7.03

表 7.6　肝癌、肺癌、胃癌小類分型基本式

當然，我們也可以觀察得到它們各自五行或五臟能量的分布狀況：

	疾病	肝	心	脾	肺	腎
1	肝癌 A	-0.45	-8.06	-7.86	-3.88	20.25
2	肝癌 B	0.27	-6.26	13.69	-4.83	-2.87
3	肝癌 C	-6.12	-7.54	-9.06	25.51	-2.80
4	肝癌 D	-5.07	23.52	0.50	-8.77	-10.20
5	肺癌 A	-6.73	18.40	2.96	-7.60	-7.04
6	肺癌 B	1.36	-14.18	-4.34	-3.61	20.76
7	肺癌 C	-5.60	-8.63	-7.22	24.44	-2.99
8	肺癌 D	28.82	-2.66	-9.39	-9.86	-6.92
9	胃癌 A	32.21	-7.47	-9.33	-8.87	-6.55
10	胃癌 B	-1.76	-11.79	-4.61	-2.75	20.89
11	胃癌 C	-1.16	16.18	4.15	-7.80	-11.38
12	胃癌 D	-14.23	-8.11	13.20	13.81	-4.68

表 7.7 肝癌、肺癌、胃癌小類五臟能量分布

　　這裡，我們對這三種癌症的基本式和它們的五行分布就不做進一步的討論了，只是想將它們陰陽分布的特徵跟前面對應的肝病、肺病、胃病案例做一個比較，顯現**陰陽偏頗性**同樣是形成後天疾病的重要的先天條件。

在第四章中，我們引進了 3 個重要變項，其中**差異度**（x12）主要用來凸顯數組結構中五行或五臟內部的陰陽差別。以下是肝癌、肺癌和胃癌基本式數組的差異度跟對它們相應的肝病、肺病和胃病的差異度在數值上的比較：

		差異度		差異度
1	肝癌 A	44.11	肝病 A	51.01
2	肝癌 B	50.44	肝病 B	41.13
3	肝癌 C	54.84	肝病 C	48.96
4	肝癌 D	43.26	肝病 D	42.54
共計		192.65		183.64
5	肺癌 A	40.39	肺病 A	8.98
6	肺癌 B	42.47	肺病 B	21.57
7	肺癌 C	49.70	肺病 C	26.98
8	肺癌 D	40.92	肺病 D	37.06
共計		173.48		94.60
9	胃癌 A	51.15	胃病 A	15.29
10	胃癌 B	51.00	胃病 B	7.96
11	胃癌 C	47.02	胃病 C	32.39
12	胃癌 D	46.75	胃病 D	12.30
共計		195.92		67.95

表 7.8 癌症與非癌症病的差異度對比

表中分別羅列了肝、肺、胃的癌症與非癌症病的基因數組的差異度。「共計」欄羅列的差異度是這病類的 4 個分型數值之和。從對應數值的比較來看，癌症病類在

差異度方面數值基本上都**遠大於**非癌症病類，可見**五行內部的陰陽差異**也是一個十分重要的顯性指標。

其實，前文（第六章）中案例 10——肝癌患者，他的先天五臟陰陽分布圖也已經比較充分地彰顯了這種信息。這裡再圖示如下：

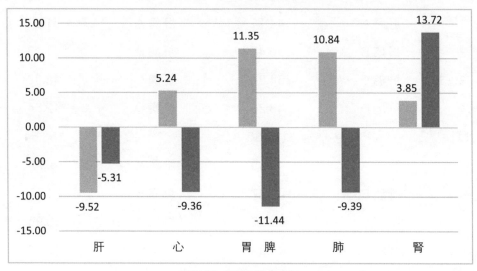

案例 10　五臟陰陽分布圖

再做進一步運算，求取這個時空數組的差異度。其結果：差異度是 71.71。這個數值確實相當高，遠遠超過了均值。從圖中可以觀察到，心、脾胃、肺等臟腑陽與陰之間相互對立（陽盛陰衰）十分明確，它佐證了癌症患者先天時空因素的這種特點。

總之，時空基因數組中所反映出來的五臟能量的**五行分布的偏頗性**、五臟內部**陰與陽之間的偏頗性**，都是構成後天疾病的重要因素，值得我們進一步挖掘和予以驗證。

注釋：

1   田合祿、毛小妹、秦毅：《中醫自然體質論治》，第 10 頁。

第 八 章

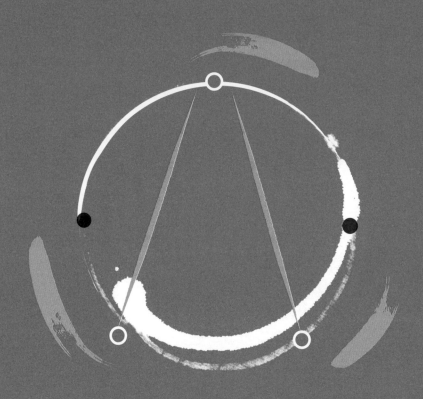

個性化保健策略

誠如《解讀時空基因密碼》所指出的，帶有出生時天地之氣狀態印記的時空基因的解讀，是一種「靜態」的研究，是瞭解個體人在先天稟賦方面所具有的潛在的健康和疾病信息。現在，在對時空基因做出潛在疾病因子分析後，我們重返外部環境的五運六氣，也就是進入「動態」的層面，因時制宜，與時俱進，為養生防病尋找合乎個人先天條件的保健策略。這是一個從學術分析到具體應用的過程，也是真正去實現古中醫學「治未病」理想的一種現代實踐。

返歸五運六氣

在第一章裡，我們談到過運氣學說。中醫大家任應秋（1914-1984）說：「運氣學說，是中醫學在古代探討氣象運動規律的一門科學。」「它是在當時曆法、天文、氣象、物候等科學的基礎上發展起來的。五運，是探索一年五個季節變化的運行規律；六氣，是從我國的氣候區別、氣候特徵來研究氣旋活動的規律。」[1] 運氣學說是中醫經典《黃帝內經》七篇「大論」的主要內容，為我們完整地刻畫了天地大環境四時變遷的運行規律。

這裡根據時賢有關著作，先簡述一下運氣學說在現代醫學中的應用。

首先是歲運（主運）與臨床。《素問 · 五運行大論》總結道：「氣有餘，則制己所勝，而侮所不勝；其不及，己所不勝侮而乘之，己所勝輕而侮之。」這裡對歲運與發病規律給出了總綱。

一類是**歲運不及**（即年干為陰）。不及，就是五行之氣衰少。因此會導致勝氣妄行；當然，有勝必有復，先勝後復，出現制止勝氣的復氣。比如木運不及，則燥金之氣大行，但處於不及的木運之子火氣，會復母仇而產生火熱氣候（稱為復氣）。下面是五運不及之年的發病規律表：[2]

歲運不及	勝氣	復氣	易傷之臟	常見病症
木運不及	燥氣大行	炎暑流行	肝、肺、心	中清、脅痛、少腹痛、腸鳴、溏泄、寒熱、瘡瘍、疹、痛、痤、咳、鼽
火運不及	寒氣大行	大雨且至	心、腎、脾	胸中痛、脅支滿、膺背肩甲間兩臂痛、昏瞢、心痛、暴喑、腹大、鶩溏、腹滿、飲食不下、寒中腸鳴、泄注腹痛
土運不及	風氣大行	收政嚴峻	脾、肝、肺	飧瀉霍亂、體重腹痛、肌肉䐜酸、善怒、胸脅暴痛、下引少腹、善太息、食少失味
金運不及	炎火大行	寒雨暴至	肺、心、腎	肩背瞀重、鼽嚏血便、注下、陰厥且格陽反上行、頭腦戶痛、延及囟頂、發熱、口瘡、甚則心痛
水運不及	濕氣大行	大風暴發	腎、脾、肝	腹滿、身重、濡泄、寒瘍流水、腰腹痛、煩冤、足萎清厥、腳下痛、腹滿浮腫、筋骨並闢、肉䐜瘦，目視䀮䀮，肌肉疹發，氣並隔中，痛於心腹

表 8.1　五運不及之年的發病規律表

　　另一類是**歲運太過**（即年干為陽）。這是本運之氣偏盛，本氣流行。比如壬年，「歲木太過，風氣流行。」它會引起與之相通應的臟發病，如木運太過，肝病居多。同時，與之相應的所勝之臟會因受制而病。如「歲木太過，風氣流行，脾土受邪。」[3] 下面是五運太過之年的發病規律表：[4]

歲運太過	氣候特點	所傷內臟	常見病症
木運太過	風氣流行	肝、脾	飧瀉、食減、體重、煩冤、善怒、眩冒巔疾、脅痛、吐甚
火運太過	炎暑流行	心、肺	瘧疾、少氣、咳喘、血溢血泄、注下、嗌燥、耳聾、中熱、肩背熱、胸中痛、脅支滿、膺背肩甲間痛、兩臂內痛、身熱、骨痛、浸淫、譫妄、狂越
土運太過	雨濕流行	脾、腎	腹滿、清厥、意不樂、體重、煩冤、肌肉萎、行善瘈、腳下痛、飲發中滿、四肢不舉、腹滿、溏泄、腸鳴
金運太過	燥氣流行	肺、肝	兩脅下少腹痛、目赤痛、眥瘍、耳無所聞、體重、煩悶、胸痛引背、兩脅滿且痛引少腹、咳喘逆氣、肩背痛、尻陰股、膝、髀、腨䯒足皆病、暴痛、脅不可以反側、咳逆甚而血溢
水運太過	寒氣流行	腎、心	身熱、煩心、躁悸、譫妄、心痛、腹大、脛腫、喘咳、寢汗出、憎風、腹泄、腸鳴食不化、渴而妄冒

表 8.2 五運太過之年的發病規律表

在治療上，由於歲運不及之年發病多累及三臟，對該類年份發生病症的治療當遵守「抑強扶弱」的原則，扶助受制不足之臟，同時要伐抑偏盛過亢之邪，但以「扶弱」為主。對於歲運太過之年，其所病之臟主要涉及兩臟，常見症狀也以兩臟系統的常見病症為主，臨床治療用藥方面，在平抑消伐偏勝之臟的同時，要扶持助益不足之臟。

其次是六氣理論的臨床應用。

六氣，即風、熱、暑（火）、濕、燥、寒六種氣候變化。主、客之氣分六步。主氣是每年各個季節氣候的正常變化情況。客氣是隨年份變化而不斷遷移的氣候，雖有六步，但對氣候影響較大者，莫過於司天和在泉之氣，與疾病的發生和治療關係較為密切。比如，有人對1961年杭州市流行病做了相關分析：該年為辛丑年，太陰濕土司天，太陽寒水在泉，民病多見腹滿，身重，濡泄，寒瘍流水跗腫等瘍症。這正與杭州市當年多發水腫、體倦、脘腹脹痞等脾腎陽虛病證相吻合。[5]

依據中華先哲天、地、人合一的智慧，人生活在自然界中，與自然界構成一個有機的整體。運氣變化所形成的季節更替、氣候變遷，對人體的內臟系統會產生一定的影響。以下摘取近幾十年來時賢對運氣變化與內臟系統疾病關係的若干研究成果：

（1）心臟病：有人對1995年（乙亥）和1996年（丙子）以隨機抽樣各取100例心臟病病例進行對比分析，發現乙亥組發病症情輕，治療週期短，無1例死亡；而丙子組100例中發病急，病情重，治療週期長，且有4例死亡。這說明水運太過之年（丙子）「寒氣流行，邪害心火」的古訓仍有現實指導意義。

（2）腦卒中（腦出血與腦梗死）：有人對1978年（戊午）至1980年（辛酉）六氣24步總計635例腦卒死發病情況做了研究，發現每年有兩步發病率較高。特點為：

A. 均與燥金之氣偏盛有關；

B. 與太乙天符之年的最盛之氣有關；

C. 與火氣偏盛有關，佔全年發病率的24.8%；

D. 與寒氣（寒水）太盛亦有關。

（3）五臟病死率與運氣變化有關：

A. 肝病死亡率與歲運有關：肝系疾病（肝炎、肝癌、膽囊炎、膽石症、腦血管意外、破傷風、乙腦、流腦）314 例，以 1967 年（丁未）死亡率最高，佔 57.1%；其次為 1974 年（甲寅），佔 37.8%。因為丁未年是木運不及之年，甲寅年是土運太過之年，木運不及是木氣衰，土運太過則反侮木氣，故不利於肝系病。

B. 五臟病死亡率與主運有關：發現肺臟病死多在主運的初運（木運），此乃木勝侮金之故。脾病死亡率峰值在主運的四運（金運），為金氣旺，子盜母氣。心臟病死亡峰值在終運（水運），這是水盛乘火。

C. 五臟病死率與客運有關：發現 1985 年（戊戌），該年客運之終運為木，木勝侮金，故該年 13 例肺病死亡之中有 12 例死於該運。1970 年（庚戌），客運之三運為木運，木旺乘土，該年脾病死亡的 12 例中有 8 例死於該運。1973 年（癸丑），初運為火運，火氣盛而灼金，該年肺病死亡的 23 例中有 10 例死於該運。

D. 五臟病死率與主氣有關：程氏等將 1137 例死亡日期按一年的主氣六步進行統計[6]，發現肝臟病死率的峰值在四之氣（太陰濕土司令，土侮木）；心臟病死率的峰值在終之氣（太陽寒水司令，水乘火）；脾臟病死亡率的峰值在四、五之氣（太陰濕土、陽明燥金司令）；肺臟病死亡率的峰值在初之氣（厥陰風木當令，木侮金）。

通過以上簡述，可以看到古中醫運氣學說在現代醫學中依舊大有用武之地。

時空基因與運氣學說相結合

我們秉承中華先哲的智慧，提出了「時空基因」的概念，並在本書中深入探討了它作為個體先天稟賦所存在的潛在的疾病傾向信息。現在，把時空基因作為內因，運氣學說作為與時變遷的環境，進一步把兩者結合起來，討論它們的相互作用，將先天條件和後天環境相結合，去探索和開拓東方生命科學獨有的個性化養生防病策略。

前文曾舉過一個案例——案例 1（男，1946 年 10 月 20 日午時出生），這裡再現他的時空基因表述和五臟分布圖：

x1	x2	x3	x4	x5	x6	x7	x8	x9	x10	x11
肝陽	肝陰	心陽	心陰	胃	脾	肺陽	肺陰	腎陽	腎陰	燥濕度
-7.85	-5.46	12.85	24.51	16.44	-7.75	-9.19	-4.68	-9.52	-9.36	37.60

案例 1 時空基因

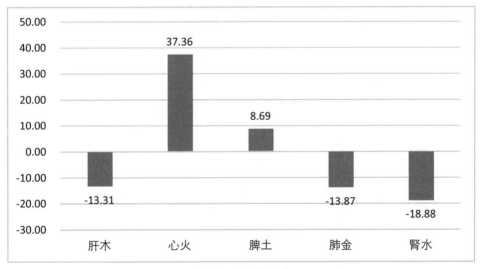

案例 1 五臟分布圖

其先天時空基因顯示：心火數值甚高，次為脾土，肺、腎、肝皆弱，陰虛，燥熱異常（燥濕度 +37.60）。因此，據 Logistic 回歸預測結果（見第六章），排在前三位的先天潛在的疾病因子是：

排序	小類最大值 P	疾病分型
1	0.489	腦血管病 A
2	0.340	腎病 D
3	0.242	糖尿病 B

案例 1 先天潛在疾病因子

腦血管病高居首位（0.4887），糖尿病居第三位（0.2420）。這是他潛在的發生疾病的先天條件。事實上，他長年患有高血壓腦血管病和糖尿病。

那麼，為什麼今年夏天六月底的時候他會發生腦中風呢？

讓我們來觀察一下今年（2018 年）夏天外部天地大環境的運氣狀況。發病時在「戊戌年三之氣」（5 月 21 日 -7 月 22 日）時段。其時相框架是[7]：

司天：太陽寒水　39
客氣：太陽寒水　39
主運：火之太過　115　∧
主氣：少陽相火　17
在泉：太陰濕土　126

圖 8.1 戊戌年三之氣的時相框架

首先，戊戌年主運是火之太過。司天為太陽寒水，在泉為太陰濕土。氣候特點是火氣偏盛，與寒濕相合，易患熱鬱結在裡的病症。[8]

其次，戊戌三之氣，呈熱、濕、寒之稟氣。如在此時段出生者易患心腦血管、呼吸、消化、生殖、泌尿系統、腰腿、皮膚等疾患，甚至危及生命或需手術治療。[9] 由於主氣為少陽相火，客氣為太陽寒水，所以，火氣與寒濕相合，易患熱鬱病症。夏行冬令，氣候偏涼，易患外寒內熱，癭疽，下利以及心中煩熱，神志昏蒙、閉塞等表寒裡熱證。[10]

從以上時相框架的五個指標來看，二火二水；但出生於夏季，中性偏熱。[11]

這是取自中醫運氣諸書對戊戌三之氣的描述。

顯然，對於案例 1，這個先天稟賦心火偏盛、陰虛、燥熱，且具有潛在腦血管病、肝病和糖尿病等先天條件，而後天已經是高血壓腦血管病和糖尿病患者，在戊戌三之氣時段——外界自然運氣火氣偏盛、偏熱的狀態下，自然就容易發病。事實上，也確實發生了中風症。幸好搶救及時，沒有造成完全偏癱的嚴重後果。

寫到這裡，使我想起了我的一位學生——案例 11：男性，出生於 1965 年 10 月 28 日寅時，四柱結構是：乙巳（年）、丙戌（月）、乙卯（日）、戊寅（時）。其時空基因數組以及五臟能量分布圖、五臟陰陽分布圖、氣機圖分別如下：

肝陽	肝陰	心陽	心陰	胃	脾	肺陽	肺陰	腎陽	腎陰	燥濕度
-0.27	13.74	17.44	1.79	8.42	-10.44	-5.20	-6.60	-9.52	-9.36	26.80

案例 11 時空基因

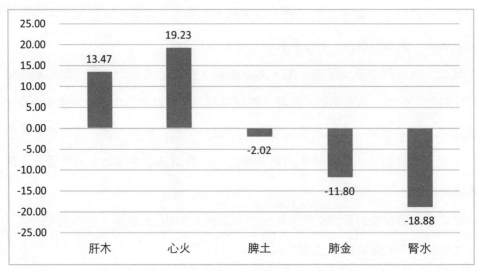

案例 11　五臟圖

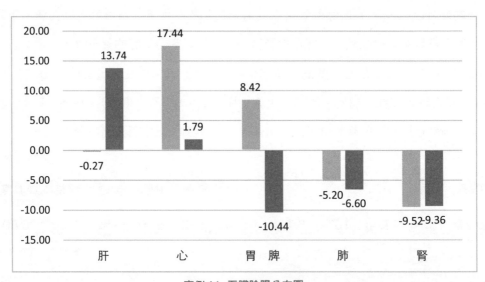

案例 11　五臟陰陽分布圖

左升	中氣		右降	
32.70			-30.68	
			肺	上焦
心			-11.80	7.43
19.23				
	脾	胃		中焦
	-10.44	8.42		-2.02
肝				
13.47			腎	下焦
			-18.88	-5.41

案例 11　氣機圖

　　圖中顯示：木火旺而金水枯，即肝心氣盛而肺腎氣衰，左升氣亢而右降難下，氣浮於上顯而易見，也是陰虛燥熱的先天體質條件。再用 Logistic 回歸程序輸入這個時空基因數組，預測的結果是：

排序	小類最大值 P	疾病分型
1	0.288	腦血管病 A
2	0.144	心臟病 D
3	0.144	肝病 D
4	0.141	腎病 D
5	0.130	胃病 C
6	0.036	肺病 C
7	0.023	糖尿病 B

案例 11　先天潛在疾病因子

不難發現，他時空基因中有著潛在的心臟病和腦血管病的因子。事實是：他於去年 6 月 26 日傍晚在家中突然發生心臟猝死，不及搶救，就匆匆而去。去世時 52 歲，留下傷心的妻子和兩個未成年的孩子。生前並未覺察有心臟問題。

我們再看他發病時的外部運氣環境，是丁酉年三之氣（5 月 21 日至 7 月 21 日）。時相框架是：

司天：陽明燥金	28	
客氣：陽明燥金	28	
主運：木之不及	410	V
主氣：少陽相火	17	
在泉：少陰君火	115	

圖 8.2 丁酉年三之氣的時相框架

丁酉年主運是木之不及，司天為陽明燥金，在泉為少陰君火。氣候特點是風不足，燥偏盛，熱來復，易病及肝、肺、脾。

其次，丁酉三之氣，呈風、燥、熱之稟氣。如在此時段出生者易患心腦血管、消化、生殖系統、腿等疾患。主氣少陽相火，客氣陽明燥金，主剋客，為不相得中之逆，但上半年為陽明燥金司天，客氣金盛可以與主氣少陽相火抗衡。時相框架中五個指標，二火雙金，偏熱、偏陰虛，且有燥熱的特點。

在這樣的時相框架的氣候條件下，原本陰虛燥熱的先天條件便因後天外部環境而變得更加燥熱不堪了，於是就引發了以上心臟猝死的悲劇。這裡我們可以觀察到個體內因（先天稟賦）與外因（外部環境）的相互作用所產生的疾病後果。

顯然，如果能根據時空基因測算，早日瞭解個體潛在的疾病傾向，做適當的保健預防，這樣的悲劇或許是可以避免的。這正是我們研究的現實意義。

2019 年（己亥）運氣簡述

下面，我們簡述一下 2019 年的運氣狀況：

根據五運六氣規律，2019 年（己亥年）自 1 月 20 日（大寒）起，進入了己亥年的運氣時段。己為土之不及，所以主運為「土運不及」。土不及，則剋土之木氣盛行，也就是《素問・氣交變大論》所謂「歲土不及，風乃大行」。因此全年風木之氣偏盛。亥年為厥陰風木司天，故上半年風氣更盛；下半年少陽相火在泉，火氣主事。運氣結合，可知風氣和火氣是全年氣象的主要特徵。故己亥年是「濕不足，風偏盛，燥來復，易病及脾、肝、腎。」

進一步分析 2019 年年內的「六氣」的狀況：

1. 初之氣（1 月 20 日至 3 月 21 日），它的時相框架是：

司天：厥陰風木	410	
客氣：陽明燥金	28	
主運：土之不及	126	V
主氣：厥陰風木	410	
在泉：少陽相火	17	

圖 8.3 己亥年初之氣時相框架

《李陽波時相養身手冊》：「呈濕、風、熱、燥之稟氣。」

《實用運氣學說》：「主氣厥陰風木，客氣陽明燥金，金剋木，客剋主，為不相得中之順，但上半年為厥陰風木司天，此木可助主氣木，主氣木盛便可與客氣金抗衡，則由不相得而轉為相得，主氣候正常。」

《中醫自然體質論治》：「春行秋令，氣候偏涼，易感寒邪而發生右下肢寒症。」

《中醫運氣與健康預測》：「一火雙木；偏熱，偏陰虛，且有風性特點。」

2. 二之氣（3 月 21 日至 5 月 21 日），它的時相框架是：

司天：厥陰風木　　　410
客氣：太陽寒水　　　39
主運：土之不及　　　126　　　V
主氣：少陰君火　　　115
在泉：少陽相火　　　17

圖 8.4　己亥年二之氣時相框架

《李陽波時相養身手冊》：「呈濕、風、熱、寒之稟氣。」

《實用運氣學說》：「主氣少陰君火，客氣太陽寒水，水剋火，客剋主，為不相得中之順，因本年中運的陰土可致風木之氣偏盛，且因上半年為厥陰風木司天，木盛能生火，此火可助主氣火，主氣火盛便可與客氣水抗衡，則由不相得而轉為相得，主氣候正常。」

《中醫自然體質論治》：「春夏之交行冬令，氣候應熱反寒，易患表熱裡熱或熱鬱於裡的裡熱病症。」

《中醫運氣與健康預測》：「二火一水；偏熱，偏陰虛。」

3. 三之氣（5 月 21 日至 7 月 23 日），它的時相框架是：

司天：厥陰風木	410	
客氣：厥陰風木	410	
主運：土之不及	126	V
主氣：少陽相火	17	
在泉：少陽相火	17	

圖 8.5 己亥年三之氣時相框架

《李陽波時相養身手冊》：「呈濕、風、熱之稟氣。」

《實用運氣學說》：「主氣少陽相火，客氣厥陰風木，木生火，客生主，為相得中之順，主氣候正常。」

《中醫自然體質論治》：「夏行春令，風氣偏盛，易患流淚、耳鳴，肢體抽搐，眩暈等肝氣偏盛的病症。」

《中醫運氣與健康預測》：「二火雙木；偏熱，偏陰虛，且有風性特點。」

4. 四之氣（7 月 23 日至 9 月 23 日），它的時相框架是：

司天：厥陰風木	410	
客氣：少陰君火	115	
主運：土之不及	126	V
主氣：太陰濕土	126	
在泉：少陽相火	17	

圖 8.6 己亥年四之氣時相框架

《李陽波時相養身手冊》：「呈濕、風、熱之稟氣。」

《實用運氣學說》：「主氣太陰濕土，客氣少陰君火，火生土，客生主，為相得中之順，主氣候正常。」

《中醫自然體質論治》：「長夏行夏令，氣候濕熱交蒸，易患黃疸或浮腫等病症。」

《中醫運氣與健康預測》：「二火雙土；偏熱，偏陰虛，且有濕性特點。」

5. 五之氣（9 月 23 日至 11 月 22 日），它的時相框架是：

司天：厥陰風木	410	
客氣：太陰濕土	126	
主運：土之不及	126	V
主氣：陽明燥金	28	
在泉：少陽相火	17	

圖 8.7 己亥年五之氣時相框架

《李陽波時相養身手冊》：「呈濕、風、熱、寒之稟氣。」

《實用運氣學說》：「主氣陽明燥金，客氣太陰濕土，土生金，客生主，為相得中之順，主氣候正常。」

《中醫自然體質論治》：「秋行長夏令，燥涼之氣與濕熱之氣交替出現，人們相對比較平穩。」

《中醫運氣與健康預測》：「一火雙土；偏熱，偏陰虛，且有濕性特點。」

6. 終之氣（11 月 22 日至 2020 年 1 月 20 日），它的時相框架是：

司天：厥陰風木	410	
客氣：少陽相火	17	
主運：土之不及	126	V
主氣：太陽寒水	39	
在泉：少陽相火	17	

圖 8.8 己亥年終之氣時相框架

《李陽波時相養身手冊》：「呈濕、風、熱、燥之稟氣。」

《實用運氣學說》：「主氣太陽寒水，客氣少陽相火，水剋火，主剋客，為不相得中之逆，但下半年在泉之氣為少陽相火，此火可助客氣火，客氣火盛便可與主氣水抗衡，則由不相得而轉為相得，由逆而轉順，主氣候正常。」

《中醫自然體質論治》：「冬行暑令，氣候應寒反熱，易患瘟疫而引起流行。」

《中醫運氣與健康預測》：「二火一水；偏熱，偏陰虛。」

因時制宜的個性化保健策略

從以上對 2019 年度的運氣概述來看，就五臟而言，主運土之不及，故脾是弱臟，肝、腎是強臟，心、肺是平氣。從全年的關注點來說，先天稟賦上處於弱臟的脾土，或處於強臟的肝木、腎水，都應該特別關注，是保健、調理的重點。

脾為弱臟是脾之不及，人體之脾胃之氣不足，容易運化失常，故病「飧泄，霍亂、體重、腹痛」，「食少失味」之疾。宋代名醫陳無擇（1131-1189 年）《三因極一病證方論》中有針對此年運的方劑白朮厚朴湯，專治脾虛風冷所傷。[12]

由於「歲土不及，風乃大行」，即所謂「己所不勝，侮而乘之」。木為土之所不勝，故濕土不及，風木乘之，有風氣流行。風勝則動，物體有「飄揚而甚」。風性輕揚，主動，人體感之，則有「筋骨繇復，肌肉䐜酸」之症。故先天肝為強臟者，也要引起注意。而且上半年司天為厥陰風木，風淫所勝，且強木剋土，「民病胃脘當心而痛，上支兩脅，目轉耳鳴，膈咽不通，飲食不下，舌木強，冷泄腹脹，溏泄瘕水閉，體重，肌肉萎，食則嘔，食減口爽」等病證。故平以辛熱，佐以苦甘，以甘緩之，以酸泄之。尤其是在初之氣、三之氣時段，時相框架中都有雙木，有風性特點。如感受風寒或風熱之邪，則宜祛風解表。

至於下半年少陽相火在泉，火淫所勝，「民病注泄赤白，少腹痛，尿赤，甚則便血，火邪傷肺。」治以鹹冷，佐以苦辛，以酸收之，以苦發之。所以 2019 年該是上半年多風，下半年氣溫偏高，到了夏秋之際，風木漸衰，少陽相火轉盛，火生土，於是濕熱相爭，容易有濕熱黃疸病出現。

總體而言，2019 年氣候特徵是風氣和火氣較盛，凡陰虛陽亢之人容易發病。

如果我們再將前述案例 1（男，1946 年 10 月 20 日午時出生）——高血壓腦血管病、糖尿病患者來予以考察，2019 年對他的健康來說，顯然不是很適宜的年份，因為陰虛火旺是他的先天條件，再遇上風、火之氣強盛的年頭，自然需要格外注意保健。

他在 2018 年 6 月底曾發生過小中風，當時處於戊戌年三之氣，時相框架中（見圖 8.1）是二火二水，在旺火與水濕交織之中，引發了腦中風之症。那麼，觀察 2019 年（己亥年）六氣的各個狀況，尤其是三之氣（即 5 月 21 日至 7 月 23 日），

二火雙木，恰是風、火俱盛的時段，要特別予以重視。飲食宜清淡，勿食辛辣刺激動火食物；可服生地茶、玄參茶、麥冬茶，或飲三根湯、三豆湯之類以清熱益陰；多食西瓜、梨、甘蔗之類水果以清熱生津。

為了幫助讀者瞭解自己先天潛在的疾病傾向，定制個性化的養生保健策略以及具體措施和方法，誠如《解讀時空基因密碼》所做的，我們將努力完善先天疾病的預測程序。請關注「至易健康」微信公眾號。

顯然，以時空基因為內因，以運氣變遷為主要的外部環境因素，在對先天潛在疾病傾向做出細緻分析的基礎上，根據外部環境不同時段的運氣狀況，制定適合於個體先天條件的養生防病措施，是十分必要，且行之有效。這就是我們期待的一個全新的個性化的動態的保健策略。

《黃帝內經》提到醫學的最高境界是「聖人不治已病治未病」[13]。隋唐醫學家孫思邈說：「上醫醫未病之病，中醫醫欲起之病，下醫醫已病之病。」[14]這裡，將醫學研究的對象分為「未病」、「欲病」和「已病」三種狀態，將醫學的功能分為上、中、下三個層次，也就是「上醫」是為維護降抗的養生醫學，「中醫」為早期干預的預防醫學，「下醫」為針對疾病的治療醫學。而「欲求最上之道，莫妙於治其未病。」[15]顯然，「治未病」是傳統中醫的醫學觀和健康觀，是偉大的醫學思想和崇高目標。

期待我們的研究能為這個崇高目標在現代的社會實踐中貢獻力量！

注釋：

1　見《運氣學説六講》。

2　摘自張景明、陳震霖《天人合一的時空觀：中醫運氣學説解讀》第 109 頁。

3　《素問 · 氣交變大論》。

4　摘自《天人合一的時空觀：中醫運氣學説解讀》第 110 頁。

5　本節以下與運氣有關的病例情況沒有特別注明者皆取自《天人合一的時空觀：中醫運氣學説解讀》一書。

6　見程國俊、聶宗蘭、周素君等《1137 例死亡病人與子午流注、五運六氣學説關係的調查報告》，上海針灸雜誌，1984 年（4）。

7　關於時相框架的數字表述，請見《解讀時空基因密碼》第 23 頁。

8　見《中醫自然體質論治》，第 77 頁。

9　《李陽波時相養生手冊》第 235 頁。

10　《中醫自然體質論治》，第 88 頁。

11　《中醫運氣與健康預測》，第 102 頁。

12　白朮厚朴湯：白術，炙甘草，大棗，桂心，乾薑，厚朴，半夏，生薑，藿香，青皮。

13　《素問 · 四氣調神大論》。

14　《千金方 · 卷二十七》。

15　《證治心傳 · 證治總綱》。

◘ 附錄 1
中醫「第五診」
──時空基因分析在外治臨床上的應用

近幾年在草堂，常常有未見來人僅憑出生時間，就言中其身體健康表現的案例。這時往往給人以不可思議之感。其實，這都要歸功於陸致極先生首創的「時空基因」分析做參考。在臨證運用時，發現很多臨床表現，特別是體質方面的問題，在出生的時空結構中存在著明顯的特徵。時空基因分析源於傳統中醫「天人合一」觀念，陸老師借助現代統計學方法和電腦程序，在大數據的基礎上，將中華先哲的智慧發展為一種新的中醫先天體質和疾病的探究方法。該方法現已成為上末草堂健康管理的一個重要輔助手段。中醫臨床診斷有四診（望、聞、問、切），時空基因信息解讀可以稱之為「第五診」，而且可置於四診之先。在可能的情況下，先問來客出生時間，求取「時空基因」數組表述，加以分析，瞭解先天稟賦信息，為當前的臨床診斷提供有益的參考。下面略舉數案，說明該法在草堂外治調理中的臨證應用。

案例一

王某，男，出生時間：1989 年 8 月 24 日 9:20，時空結構：己巳（年），壬申（月），丙辰（日），癸巳（時）。

由陸致極先生製作的時空基因分析程序，得到以下（1）五臟能量分布圖（簡稱「五臟圖」），（2）五臟陰陽能量分布圖（簡稱「五臟陰陽分布圖」），以及（3）五臟氣機圖（簡稱「氣機圖」）：

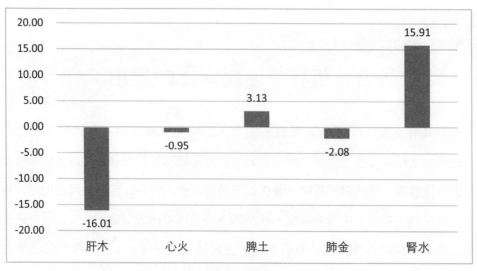

案例一 五臟圖

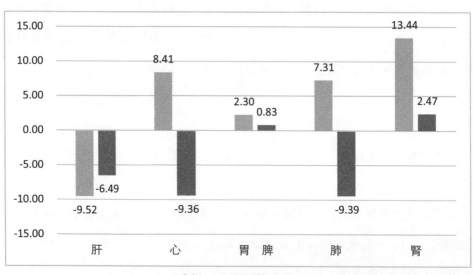

案例一 五臟陰陽分布圖

左升	中氣		右降	
-16.96			13.83	
			肺	上焦
心			-2.08	-3.03
-0.95				
	脾	胃		中焦
	0.83	2.30		3.13
肝				
-16.01			腎	下焦
			15.91	-0.10

案例一 氣機圖

先天分析： 上圖顯示，該男子是木弱水旺的先天狀態。木代表臟腑肝膽，水代表腎和膀胱。可判斷肝膽能量不足，有肝氣鬱結，情志不舒傾向；而水多必寒，則有肢寒體冷，喜熱惡寒表現傾向；根據五行生剋關係分析，弱土受強水所侮，土代表脾胃，所以在消化功能方面也容易受影響，故有脾虛便溏傾向。在一氣周流中，木指生發的趨勢，而水指藏納的狀態。氣機圖可見該男子生發之力顯示 -16.96，明顯較弱，而收斂肅降之力較強。

主訴： 怕冷，容易出汗，四肢常有無力感，夏季也常手腳不溫，大便稀溏，曾吃中藥 2 年以上，吃藥時好轉，停藥後有反復。

檢查： 面色蒼白、舌嫩苔白滑、脈弱，肋脅期門穴按壓酸痛打嗝。

辨證： 脾腎陽虛，肝鬱氣滯。

外治方案： 顧護中焦，溫陽化濕，補益腎氣，疏肝解鬱。顧護中焦宜灸中脘、脾俞；溫陽化濕宜灸水分、氣海、公孫；補益腎氣宜灸關元、腎俞、復溜；疏肝解鬱宜灸期門、氣會膻中，並配合按壓肝經原穴太衝。以上選穴，根據灸感找最佳反

應點，持續施灸。第一階段每天施灸，每次 1-2 穴，以灸足量為度。連續灸一週觀察變化，再進行調整。

　　隨訪：在草堂首次施灸僅灸中脘，一刻鐘後即出現大量打嗝反應，隨後出現掌心腳心濕冷汗液滲出，1.5 小時後，逐漸手腳溫熱。隨後，囑回家自灸，7 天后，反饋大便已開始成形，怕冷減輕，精神好轉。調整隔日一灸，每次灸透，一個月後反饋心情時常愉快，大便正常，四肢開始有力量感，怕冷持續減輕。後囑每週 2-3 次，維持常規艾灸調理。

案例二

　　劉某，男，出生時間：1974 年 5 月 9 日 12:45，時空結構：甲寅（年），己巳（月），庚戌（日），壬午（時）。

　　通過時空基因分析，得到以下五臟圖、五臟陰陽分布圖以及氣機圖：

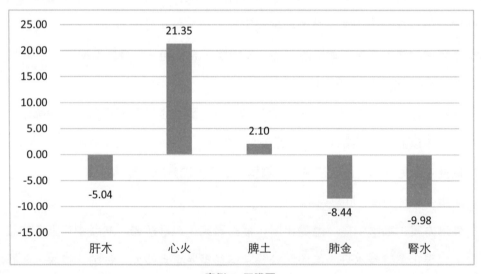

案例二　五臟圖

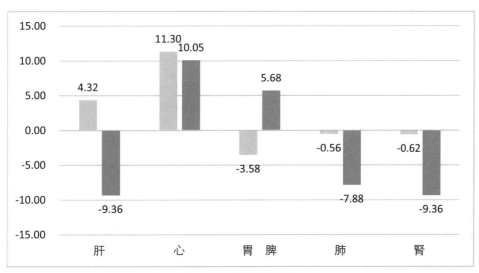

案例二　五臟陰陽分布圖

左升	中氣		右降	
16.31			-18.42	
			肺	上焦
心			-8.44	12.91
21.35				
	脾	胃		中焦
	5.68	-3.58		2.10
肝				
-5.04			腎	下焦
			-9.98	-15.02

案例二　氣機圖

先天分析：如圖所示，該男子火的能量很旺，而水的能量較弱。火對應心和小腸。中醫裡的心又對應人的精神活動思維狀態。所以，可見其精神活動相對活躍，思慮較多，根據其五行火旺結合氣機圖看一氣周流趨勢，上焦 12.91，下焦 -15.02，可以推斷其有上熱下寒表現傾向，以及頭脹頭痛傾向，心臟腦血管等問題傾向，睡眠質量不高、多夢傾向，另外，火強剋金，有呼吸系統隱患，易咳易喘氣管或鼻腔不適等傾向。

主訴：常有咽喉不適，感覺呼吸氣道不暢，口腔易發潰瘍，時常有偏頭痛，互聯網從業者，熬夜較多，每月有 1-2 次失眠困擾，偶有感覺到自己心跳，牙齦易出血。

檢查：面紅赤，且痤瘡明顯，舌紅苔少，舌形尖長，脈細數，話多語速快，思路敏捷，時有清嗓子表現。

辨證：陰虛火旺。

外治方案：陰虛火旺慎灸，引火歸元灸法需要很高的熟練程度來把握灸量，否則適得其反。故囑該男子宜找方劑醫生開湯劑調理，草堂輔以耳穴瀉心火調腎陰，使其水火既濟。耳穴貼壓主穴：心、耳尖、神門、腎、三焦、脾等，配穴：肝、咽喉、皮質下、神經衰弱點、多夢區、深沉睡眠穴等。另囑每晚用艾葉煮水微熱程度泡腳，不出汗為度，泡 30 分鐘左右，另左右交替按揉湧泉。

隨訪：耳穴貼壓後，次日反饋，困意出現較早，而且明顯眼皮沉重，當晚睡眠深沉很多，一週後交換耳朵貼壓，並開始吃湯劑調理。一月後反饋，已在練太極，心境已較之前有很大改善，語速和緩，當月未出現失眠。

案例三

何某，女，出生時間：1950 年 9 月 21 日 17:15，時空結構：庚寅（年），乙酉（月），己未（日），癸酉（時）。

通過時空基因分析，得到以下五臟圖、五臟陰陽分布圖以及氣機圖：

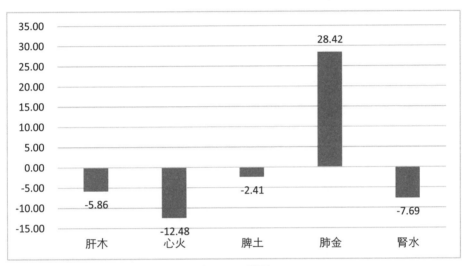

案例三 五臟圖

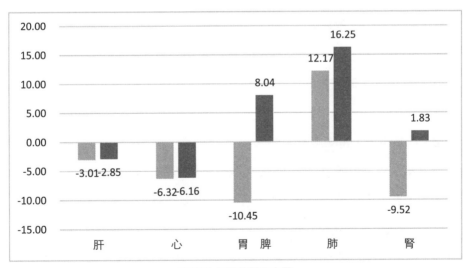

案例三 五臟陰陽分布圖

左升	中氣		右降	
-18.34			20.73	
			肺	上焦
心			28.42	15.94
-12.48				
	脾	胃		中焦
	8.04	-10.45		-2.41
肝				
-5.86			腎	下焦
			-7.69	-13.55

案例三 氣機圖

先天分析：此人的先天五行表現，突出的特點是金旺（數值為 28.42）。根據五行生剋關係，可以得知其肝膽（木）系統會受影響，情緒容易波動。金強之人，性格也較耿直。再看氣機圖右側三焦數值分布，上焦 15.94，下焦 -13.55，很典型的上實下虛。金過強，其肺與大腸等系統易出現問題，易有皮膚病傾向。

主訴：血壓稍高，脾氣大，肝火旺，容易抽筋，痙攣，下肢易寒涼，在吃降壓藥。

檢查：面色白，聲音響亮，話不多，有隱忍。脈弦數，舌邊尖紅，舌根苔厚膩。關節屈伸不利。

辨證：肝陰不足，腎陽虛虧。

外治方案：溫補腎陽，宜養肝陰。取灸火以剋金之旺，從而使受強金砍伐之弱木得緩，上實下虛，宜灸下焦，引火下行。故艾灸取穴：關元、足三里、腎俞、八髎（行下焦氣血）、陽陵泉（筋會，緩筋拘攣）、三陰交、太溪等。每週灸 1-2 次，每次 1-2 穴，找最佳熱敏反應點。不可灸過量，以下焦為主。另，宜按揉太沖、

風市。耳穴貼壓取穴：降壓點、肝、肝陽、熱穴、腎、腎上腺、神門、三焦、身心、快活穴等。囑飲食忌辛辣，忌熬夜。

隨訪：自灸 1 個月後，反饋前半月，灸感強烈，吸熱明顯。下肢寒涼有改善。睡眠質量提高，情緒較之前和緩。囑可保持常規調理，保持運動量，宜慢跑，拉伸。

案例四

李某，男，出生時間：1982 年 2 月 13 日 23:51，時空結構：壬戌（年），壬寅（月），丁卯（日），壬子（時）。

通過時空基因分析，得到以下五臟圖、五臟陰陽分布圖以及氣機圖：

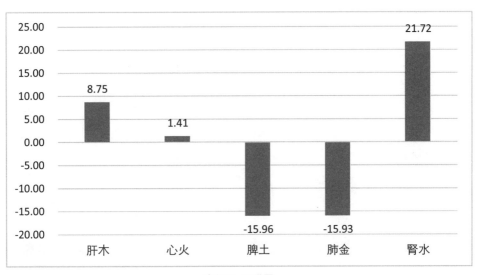

案例四　五臟圖

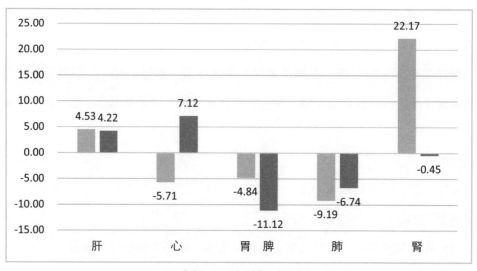

案例四 五臟陰陽分布圖

左升	中氣		右降	
10.16			5.79	
			肺	上焦
心			-15.93	-14.52
1.41				
	脾	胃		中焦
	-11.12	-4.84		-15.96
肝				
8.75			腎	下焦
			21.72	30.47

案例四 氣機圖

先天分析：如圖所示，脾虛（-11.12）特徵明顯，另有濕有寒（腎水 21.72）。一般會表現為寒濕痺症等傾向，便溏傾向，身體肥胖傾向，因土弱水強，水侮土，脾胃功能偏弱，運化不力。

主訴：晨僵、腰骶椎寒涼隱痛、下肢腳踝時有浮腫。

檢查：體型較肥胖。舌淡苔白厚膩脈濡。下肢復溜、三陰交處按壓有輕微水腫凹痕。小便較多，口淡不渴。耳診屏間切跡內、三角窩內脂溢性分泌明顯。

辨證：寒濕內盛，中焦不運，筋脈痺阻。

外治方案：溫陽化濕，健脾利水，溫通筋脈。調理方法選用草堂督脈灸。督脈灸選用材料為熱生薑泥和待燃燒的艾絨。生薑性溫宜散風寒，艾草溫和宜補陽氣，取溫熱薑泥鋪於督脈膀胱經上，薑泥上鋪艾絨點燃溫灸，使艾火之熱傳經透肌，可有驅寒除濕之功效。而督脈又是陽脈之海，又是病灶所在，近治取通經舒筋活絡之用。特別在八髎穴處重點施灸。每週 1-2 次。

隨訪：每一次調理，均有較明顯改善。第 5 次調理前，反饋晨僵疼痛等諸症皆消，加強鞏固一次，後期酌選八髎、腰陽關、委中、三陰交、陰陵泉、太溪、復溜等下肢穴位進行溫和懸灸。他因工作較忙，常無穩定時間維持常規調理，儘管如此，分別在 1 年後、2 年後回訪依然沒有復發。

案例五

馮某，女，出生時間：1983 年 4 月 14 日 9:20，時空結構：癸亥（年），丙辰（月），壬申（日），乙巳（時）。

通過時空基因分析，得到以下五臟圖、五臟陰陽分布圖以及氣機圖：

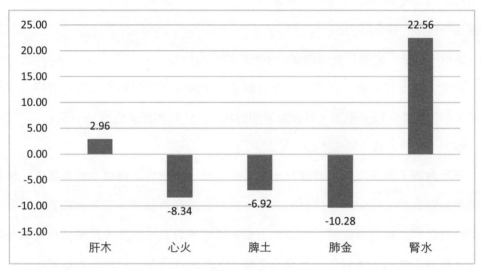

案例五　五臟圖

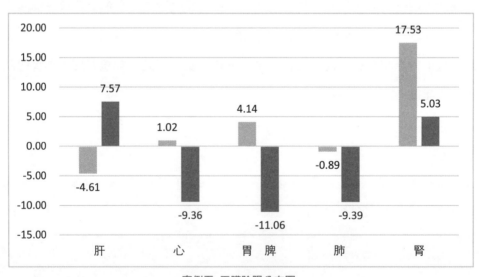

案例五　五臟陰陽分布圖

左升	中氣		右降	
-5.38			12.28	
			肺	上焦
心			-10.28	-18.62
-8.3				
	脾	胃		中焦
	-11.06	4.14		-6.92
肝				
2.96			腎	下焦
			22.56	25.52

案例五 氣機圖

　　先天分析：如圖所示，寒濕（腎水 22.56）特徵明顯，另伴有脾虛（-11.06）。一般會表現為寒濕痹症等傾向，便溏傾向，身體肥胖傾向，水腫傾向，因水強火弱，心肺功能偏弱，易疲勞。

　　主訴：左側腎輕度囊腫 40×40mm，乏力，早醒，易口渴，大便不成形。

　　檢查：首診，眼瞼有輕微浮腫、面色不榮，脈濡微滑，舌淡苔白滑，中下焦厚膩，怕冷。

　　辨證：痰濁困脾，水壅津虧。

　　外治方案：溫補腎陽，利水消腫，健脾和中。溫補腎陽，艾灸取穴：腎俞、關元、命門、神闕、太溪、復溜；利水消腫：膀胱俞、八髎、水分、水道、氣海；健脾和中：脾俞、足三里、陰陵泉、公孫、三陰交等。每週建議 1-2 次，每次 1-2 穴，灸透為度。耳穴配腎、膀胱、三焦、腎上腺、脾、內分泌等。

隨訪：每次艾灸灸感都很明顯，局部吸熱，透熱，經絡感傳等。艾灸結束有覺得亢奮，有想唱歌，有流鼻涕，有排小便等多種反應，另囑用溫膽湯、五苓散等本草外用泡腳，口渴減少、怕寒怕冷基本改善，再次體檢，腎囊腫沒有同往常一樣的每年增長 1-2cm，反而出現縮小跡象。

案例六

孟某，男，出生時間：1984 年 10 月 18 日 18:25，時空結構：甲子（年），甲戌（月），乙酉（日），乙酉（時）。

通過時空基因分析，得到以下五臟圖、五臟陰陽分布圖以及氣機圖：

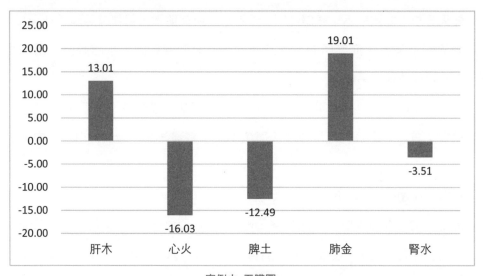

案例六 五臟圖

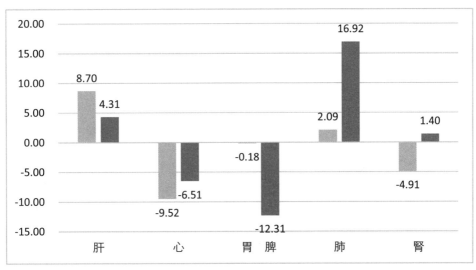

案例六　五臟陰陽分布圖

左升	中氣		右降	
-3.02			15.50	
			肺	上焦
心			19.01	2.98
-16.03				
	脾	胃		中焦
	-12.31	-0.18		-12.49
肝			腎	下焦
13.01			-3.51	9.50

案例六　氣機圖

先天分析： 如圖所示，此人突出的特點是金旺（數值為 19.01）。金強之人，根據五行生剋關係，可以得知其肝膽（木）系統會受影響，肝氣容易鬱結。此外，脾土偏弱（-12.31），消化系統較弱，有脾虛便溏傾向，小腸（-9.52）能量較弱，吸收功能不佳，體型易消瘦，心火合計 -16.03，易有畏寒肢冷傾向。

主訴： 梅核氣，慢性咽炎，脂溢性脫髮，返流性食管炎，多夢易醒，乏力，大便黏膩，不成形，腰骶椎隱隱酸痛。

檢查： 胸骨下端皮膚發青，大魚際淤絡明顯、四縫淤絡，面枯。舌紅苔滑，舌中舌根苔厚膩，脈弱。

辨證： 痰濕陽虛，心下痞滿，中焦不運。

外治方案： 運化中焦艾灸取穴：中脘、至陽、足三里、脾俞、胃俞。祛濕健脾：水分、公孫、氣海、天樞。另示以摩腹手法，囑長期堅持。灸陽性反應點，胸骨劍突下皮膚發青處，膻中、巨闕、下脘等任脈上敏感穴位。囑咐食療黑豆茶等。每週 1-2 次，每次 1-2 穴。堅持調理。耳穴貼壓選穴：食道、胃、大腸、小腸、脾、肝、腎上腺、肺、三焦、內分泌、神門、腰骶椎等。

隨訪： 1 個月後，自行中斷中藥，面色潤澤，打嗝胸悶感消失，額頭發亮，氣色好轉。飯後胸悶感消失，腸中氣動常排氣，胃不適減輕。持續保持常規調理，後灸感逐漸明顯。有透熱傳熱現象。現 1 年後反饋，腰骶椎酸痛消失，乏力感消失。現依然保持每週 1 次常規養生保健調理。

以上案例都是取自草堂當面諮詢調理的客人，因為當面，所以先天和後天可以進行綜合判斷，制定調理方案時會更合理，也更具針對性。但還有一些人不能前來，希望草堂從出生時間這個單一信息源進行先天分析，嘗試諸多案例後，從反饋中得知，依然還是有很大一部分先天分析和後天表現是相當一致的。草堂會根據分析結論，給出基於先天稟賦的調理養生建議，比如下圖所列表格，為部分建議內容：

先天表現傾向

1. 脾胃及小腸功能弱，有消化和吸收能力不足傾向。有暴飲暴食傾，有胃寒、易腹瀉傾向。

2. 體寒肢冷、心陽不振、喜暖惡寒傾向，以及心動過緩、腦供血不足、貧血、心悸心律不齊等傾向。

3. 有氣滯血瘀傾向，焦慮易怒或抑鬱傾向，容易思慮過重、情緒低迷，體表皮膚易有色素沉澱傾向。

4. 注意眼睛防護，易眼睛乾癢發炎、飛蚊症以及視力降低傾向。內分泌系統及婦科問題傾向。

5. 注意關節肌肉經筋的放鬆拉伸，有易於抽筋的傾向。有口苦欲嘔肋脅悶脹傾向。

先天調養建議

	宜	忌
飲食	山藥、大棗、薏米、紅豆、五穀雜糧、山楂、陳皮、牛肉、羊肉、雞肉、黑豆粉、生薑、桂圓等。	油膩、生冷寒涼飲食，寒性水果。
運動	慢跑、易筋經、站樁。	劇烈運動、極限運動、潛水。
起居	南方，東方；紅色，青綠色；乾燥向陽處居住，曬太陽。飾品：紅色木質手串。	黑色，北方，傍水而居，熬夜（23:00 以後睡覺）。
經穴調養	中脘、足三里、神闕，關元、巨闕宜艾灸，膻中、太沖宜按揉。耳穴：肝、脾、心、神門、三焦、內分泌、膀胱、腎上腺等。	水療、蒸桑拿。

重點提醒

① 2027 年防範意外傷害，特別是該年清明穀雨節氣內，以及下半年。注意儘量遠離水源。

② 每逢生肖龍年都要低調行事。腎臟膀洸等泌尿系統小問題及時看醫生。

特別說明

本測評先天表現傾向以及先天調養建議等，僅根據出生時間而得，而個人的健康狀況還受後天環境、飲食起居等各種因素影響，因此本簡報儘供參考。若要得出更適合個體的健康調養建議，需要對個體當面進行綜合辨證判斷。

（以上為上未草堂「先天分析」報告部分內容。）

　　恰逢陸老師新書出版之際，小生才疏學淺，略舉部分草堂時空基因應用案例，藉以拋磚引玉，希望同道多加指點，同時期盼陸老師的最新研究成果也能運用於更多機構，為更多專業人士臨證參考，讓傳統中醫精髓再現嶄新的時代光彩。

上未草堂健康管理（上海）工作室

秦敏禾

戊戌，大雪

■ 附錄 2
與日元中心相關的數據處理

在第二章中，我們介紹了本書樣本的構成以及它的分析方式。具體來說，它是以標記出生時間（年、月、日、時）的四柱結構作為一個**整體**來剖析它內部的陰陽五行要素構成的。

在傳統命理學中，這個四柱結構（或八字）還要進一步分析為**日元**（或日主）以及日元的內部環境。[1] 日元即是日干，也稱為命主，其它圍著日干的七個字即構成了日元的內部環境。比如，案例 1（1946 年 10 月 20 日中午 12:40 出生）的時空結構如下：

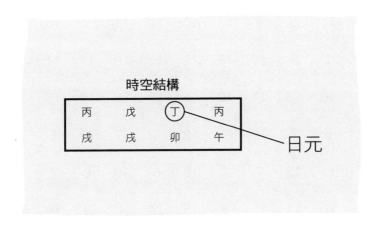

其中日干丁火被稱作日元。它是這個時空結構的核心；其他七個字則組成了日元的內部環境。

由於日元總是由十個天干中的一個天干充當，比如以上案例出生之日的日干是丁火，丁火就是這個結構的命主，此時段出生的人就被稱作是火命，或丁火命。八字推算，就把日元丁火作為核心和出發點，討論它的性質、以及與結構內另外七個字的相互關係。這也為我們研究出生時空結構與疾病關係開闢了另一個認識和分析的角度。

以下是從日元出發、對後天發生七類常見病的時空結構案例做出分析所得到的結果。這些數據可以作為進一步研究的參考。

首先是不同日元與七類常見疾病的對應情況：

疾病 \ 日元	甲	乙	丙	丁	戊	己	庚	辛	壬	癸	共計
1 心臟病	11	5	9	16	10	11	11	7	15	17	112
2 腦血管病	7	9	15	18	12	12	10	11	11	13	118
3 肝系病	16	28	11	12	9	12	23	12	13	11	147
4 肺系病	8	7	10	9	13	8	17	15	6	11	104
5 腎系病	11	12	7	7	10	6	10	8	7	10	88
6 胃病	16	14	15	5	15	14	4	9	10	13	115
7 糖尿病	9	6	6	8	10	4	6	10	6	6	71
共計	78	81	73	75	79	67	81	72	68	81	755

表 10.1 日元與疾病分布（A）

為了便於觀察，對每一個日元僅選取其疾病分布最高的三個數字予以標記入表：

疾病 \ 日元	甲	乙	丙	丁	戊	己	庚	辛	壬	癸
1 心臟病				16					15	17
2 腦血管病			15	18		12				13
3 肝系病	16	28				12	23	12	13	
4 肺系病				13			17	15		
5 腎系病										
6 胃病	16	14	15		15	14				13
7 糖尿病										

表 10.2 日元與疾病分布（B）

此表反映出跟十個日元對應的疾病分布情況並不相同。一般來說，與日元相對應的所屬五行疾病、以及它所剋的五行疾病發生的概率較高。比如日元甲木，與五行木對應的肝系病、以及木所剋的五行土所屬的胃病發生率居於高位。

我們進一步統計了十個日元對於七類常見病 29 個分型的分布情況：

疾病分型		甲	乙	丙	丁	戊	己	庚	辛	壬	癸	共計
1	心臟病 A	2	1		4	4	10	2	2	2	6	33
2	心臟病 B			2	3	1		5	1	10	6	28
3	心臟病 C	7	1	1	7	2	1	2	1	2	4	28
4	心臟病 D	2	3	6	2	3		2	3	1	1	23
5	腦血管 A	5	2	8	6	8	4	1	1	2	2	39
6	腦血管 B		5	3	5	1	4	1	5	2	3	29
7	腦血管 C	2		2	4	2		3	1	5	7	26
8	腦血管 D		2	2	3	1	4	5	4	2	1	24
9	肝病 A	7	7	4	4	4	3	7	1	3		40
10	肝病 B	4	5		1	4	1	6	4	8	6	39
11	肝病 C		9		2		7	5	7	2	4	36
12	肝病 D	5	7	7	5	1	1	5			1	32
13	肺病 A	1	2	1		3	1	8	3	1	8	28
14	肺病 B	4	2	5	7		1	3	5	1		28
15	肺病 C	2	2	3		7	1	4	3		2	25
16	肺病 D	1	1	1	2	3	5	2	4	2	2	23
17	腎病 A	2	1	3	5	5	5	4	3		2	30
18	腎病 B	6		2		1	1	2	4	3	4	29
19	腎病 C	1	1		3			3		3	4	15
20	腎病 D	2	4	2	2	1		1	1	1		14
21	胃病 A	4	4	5	3	3	6	1	5	5	3	39
22	胃病 B	6	6	1	1	5	2		2	3	5	31
23	胃病 C	3	3	8		1	5	4				26
24	胃病 D	3	1	1		2	2	2	1	2	5	19
25	糖尿病 A	1	2	1	2	6	1	2		2		17
26	糖尿病 B	5		4	1	2	1	1	1			15
27	糖尿病 C	3		1	2	1		2	1	1	3	14
28	糖尿病 D				1		2	1	6	2	2	14
29	糖尿病 E		4		2	1			2	1	1	11
	共計	78	81	73	75	79	67	81	72	68	81	755

表 10.3 日元與疾病分型分布狀況（A）

為了便於觀察，我們對每一個日元選取其疾病分布最高的三位數字予以標記入表：

疾病分型 日元	甲	乙	丙	丁	戊	己	庚	辛	壬	癸
1 心臟病 A						10				6
2 心臟病 B									10	6
3 心臟病 C	7			7						
4 心臟病 D			6							
5 腦血管 A	5		8	6	8					
6 腦血管 B				5				5		
7 腦血管 C									5	7
8 腦血管 D										
9 肝病 A	7	7					7			
10 肝病 B							6		8	6
11 肝病 C		9				7		7		
12 肝病 D	5	7	7	5						
13 肺病 A							8			8
14 肺病 B				7				5		
15 肺病 C				7						
16 肺病 D										
17 腎病 A				5						
18 腎病 B	6	6								
19 腎病 C										
20 腎病 D										
21 胃病 A							6		5	5
22 胃病 B	6	6								
23 胃病 C			8							
24 胃病 D										
25 糖尿病 A				6						
26 糖尿病 B	5									
27 糖尿病 C										
28 糖尿病 D								6		
29 糖尿病 E										

表 10.4 日元與疾病分型分布狀況（B）

最後，我們還依據日元的強弱分別觀察了它們對應的疾病分型分布情況。

　　這裡的「強」和「弱」是依據日元「同方」五行（即：日元＋同我＋生我）和日元「異方」五行（即：我生＋我剋＋剋我）數量對比來取得的。日元「同方」大於「異方」為「強」；日元「同方」小於「異方」為「弱」。（參考第四章圖 4.22）

　　統計結果如下：

日元 疾病分型		甲		乙		丙		丁		戊		己		庚		辛		壬		癸	
		強	弱	強	弱	強	弱	強	弱	強	弱	強	弱	強	弱	強	弱	強	弱	強	弱
1	心臟病A		2		1			4	3	1	8	2	2	2		2		2			6
2	心臟病B						2		3		1				5		1	10			6
3	心臟病C	6	1	1			1	5	2	1	1		1	1	1		1		2	3	1
4	心臟病D		2	1	2	6		2		3				1	1	1	2		1		1
5	腦血管A		5	1	1	7	1	6		8		4			1		1		2		2
6	腦血管B			5		3		3	2	1		3	1			4	1		2		3
7	腦血管C	2				1	1	2	2		2	2		2	1		1	5		7	
8	腦血管D				2	1	1		3		1	1	3	5		4			2		1
9	肝病A	1	6	1	6	3	1	3	1	4		2	1	7				1	2		
10	肝病B	4		5					1		4		1	3	3	2	2	8		6	
11	肝病C			3	6				2			2	5	5		7			2	4	
12	肝病D		5	3	4	7		5		1		1		2	3						1
13	肺病A	1		2			1			3		1	5	3		3	1			6	2
14	肺病B		4	1	1	5		7				1			3		5		1		
15	肺病C	1	1	1	1	2	1		7		1		4			2	1	1	1	1	1
16	肺病D		1		1		1		2	1	2	2	3	2		3	1		2		2

日元 疾病分型	甲		乙		丙		丁		戊		己		庚		辛		壬		癸	
	強	弱	強	弱	強	弱	強	弱	強	弱	強	弱	強	弱	強	弱	強	弱	強	弱
17 腎病A		2		1		3		5	5		5		4		3					2
18 腎病B	3	3	4	2	2						1		1	1	1	1	3		3	2
19 腎病C	1		1							3			2	1			2	1	4	
20 腎病D		2		4	2			2	1					1				1	1	
21 胃病A	1	3	1	3	1	4	1	2	1	2	3	3	1		5		5		3	
22 胃病B	6		6			1		1			5		2			2	1	2		5
23 胃病C				3		3	5	3		1	5		4		1		1			
24 胃病D	3			1				1			2		2	2	1		2		5	
25 糖尿病A		1		2			1	1	1	6		1		2			1	1		
26 糖尿病B		5		4				1		2		1				1	1			
27 糖尿病C	3			1				2			1		1	1			1	1		3
28 糖尿病D								1					2	1	4	2	2	2		
29 糖尿病E			4					2	1								2	1	1	
共計	32	46	41	40	52	21	44	31	51	28	39	28	55	26	40	32	49	19	62	19

表 10.5 日元強弱與疾病分型分布狀況

注釋：

1 參閱拙作《八字命理學基礎教程》第 3 章。

◪ 主要參考文獻

陸致極：又一種「基因」的探索，上海人民出版社，2012 年。

陸致極：解讀時空「基因」密碼：疾病有數，繁體字版，香港圓方出版社，2017 年。

陸致極：解讀時空基因密碼：輕鬆知道你的先天體質，簡體字版，中國中醫藥出版社，2017 年。

王琦、盛增秀：中醫體質學說，江蘇科學技術出版社，1982 年。

王琦：中醫體質學，中國醫藥科技出版社，1995 年。

王琦：九種體質使用手冊，北方婦女兒童出版社，2010 年。

王琦主編：中醫治未病解讀，中國中醫藥出版社，2007 年。

王琦主編：中國人九種體質的發現，科學出版社，2011 年。

王琦主編：中國藏象學，人民衛生出版社，1997 年。

匡調元：人體體質學：中醫學個性化診療原理，上海科學技術出版社，2003 年。

匡調元：人體新系猜想，上海中醫藥大學出版社，2004 年。

孫理軍：中醫解讀人的體質，中國中醫藥出版社，2008 年。

傅傑英：中醫體質養生，鷺江出版社，2009 年。

張秀勤：體質與五臟養生，中國輕工業出版社，2011 年。

彭子益：圓運動的古中醫學，中國中醫藥出版社，2007 年。

張涵：圓運動古中醫臨證應用，中國中醫藥科技出版社，2010 年。

汪德雲：運氣與臨床，安徽科技出版社，1990 年。

李陽波：開啟中醫之門：運氣學導論，中國中醫藥出版社，2005 年。

黃濤、李堅、文玉冰：李陽波時相養生手冊（最新版），中國醫藥科技出版社，2013 年。

任應秋：任應秋運氣學說六講（任廷革整理），中國中醫藥出版社，2010 年。

方藥中、許家松：黃帝內經素問運氣七篇講解，人民衛生出版社，2007 年。

張景明、陳震霖：天人合一的時空觀：中醫運氣學說解讀，人民軍醫出版社，2008 年。

楊威、白衛國主編：五運六氣研究，中國中醫藥出版社，2011 年。

黃天錫、劉含堂主編：實用運氣學說，學苑出版社，2006 年。

莊一民：中醫運氣與體質養生，中國中醫藥出版社，2009 年。

田合祿：五運六氣解讀《傷寒論》，中國中醫藥出版社，2014 年。

田合祿：五運六氣解讀人體生命，中國中醫藥出版社，2017 年。

田合祿、周晉香、田蔚：醫易生命科學，山西科學技術出版社，2007 年。

田合祿、毛小妹、秦毅：中醫自然體質論治，山西科學技術出版社，2012 年。

寇勝華：中醫升降學，江西科學技術出版社，1990 年。

張恒、楊銳：中醫升降學說疏要，學苑出版社，2012 年。

劉力紅：思考中醫：傷寒論導論，廣西師範大學出版社，2006 年。

鄒學熹：中醫五臟病學，四川科學技術出版社，2007 年。

鄧鐵濤主編：中醫五臟相關學説研究：從五行到五臟相關，廣東科技出版社，2008 年。

張效霞：臟腑真原，華夏出版社，2010 年。

李文：藏象異論（第二版），暨南大學出版社，2013 年。

潘毅：尋回中醫失落的元神（1）（2），廣東科技出版社，2013 年。

張宗明：傳承中醫文化基因：中醫文化專家訪談錄，中國醫藥科技出版社，2015 年。

張其成：易道主幹，中國書店，1999 年。

楊力：周易與中醫學，北京科學技術出版社，2005 年（第三版）。

樓中亮：算病：算出體質，量身訂做養生方案，時報文化，台北，2010 年。

樓中亮：算病（II）：算體質，知病根，健康不求人，方智出版社，台北，2016 年。

陸致極：中國命理學史論：一種歷史文化現象的研究，上海人民出版社，2008 年。

陸致極：命運的求索：中國命理學簡史及推演方法，上海書店出版社，2014 年。

陸致極：中國命理學簡史及推演方法，繁體字本，香港萬里機構，2015 年。

陸致極：八字命理學基礎教程，香港圓方出版社，2016 年。

陸致極：八字命理學進階教程，香港圓方出版社，2018 年。

陸致極：八字命理學動態分析教程，香港圓方出版社，2018 年。

劉啟治：八字驗方，香港聚賢館文化有限公司，2007 年。

張聞玉：古代天文曆法講座，廣州師範大學出版社，2008 年。

郭志剛：社會統計分析方法：SPSS 軟件應用，中國人民大學出版社，2009 年（重印）。

【美】斯科特 · 梅納德：應用 Logistic 回歸分析（第二版），李俊秀譯，格致出版社，2012 年。

朱訓生等：中醫模糊方法導論，上海交通大學出版社，2008 年。

曲福恒、崔廣才、李岩芳、胡雅婷：模糊聚類算法及應用。國防工業出版社，2011 年。

趙英英等：初診 2 型糖尿病發病與出生日期運氣學信息相關性研究，中華中醫藥雜誌，2012 年 2 月第 27 卷第 2 期，507-509 頁。

郝宇等：不同天干、歲運時段出生人群後天罹患疾病傾向的差異性研究，北京中醫藥，2014 年 9 月第 33 卷第 9 期，643-645 頁。

劉一玄等：出生日期的客氣對後天罹患疾病傾向的趨勢性分析，中華中醫藥雜誌，2014 年 4 月第 29 卷第 4 期，1038-1041 頁。

張洪鈞等：五運六氣稟賦與原發性高血壓易患性的相關性，中醫雜誌，2014 年 9 月第 55 卷第 17 期，1475-1480 頁。

張軒、劉一玄、賀娟：腦梗死患者出生日期的運氣規律探析，北京中醫藥大學學報，第 38 卷第 12 期 2015 年 12 月，834-837 頁。

徐瑋飛等：基於五運六氣的慢性胃炎中醫症狀與出生日期關聯探析，中華中醫藥學刊，第 34 卷第 8 期 2016 年 8 月，1816-1819 頁。

疾病早知道

再探時空『基因』密碼

作者
陸致極

編輯
吳春暉

美術設計
Venus

排版
辛紅梅

出版者
圓方出版社
香港鰂魚涌英皇道1065號東達中心1305室
電話：2564 7511
傳真：2565 5539
電郵：info@wanlibk.com
網址：http://www.wanlibk.com
　　　http://www.facebook.com/wanlibk

發行者
香港聯合書刊物流有限公司
香港新界大埔汀麗路36號
中華商務印刷大廈3字樓
電話：2150 2100
傳真：2407 3062
電郵：info@suplogistics.com.hk

承印者
中華商務彩色印刷有限公司

出版日期
二零一九年三月第一次印刷

萬里機構

萬里 Facebook

本書配有先天體質預測程式，只要輸入自己的出生時間就可以瞭解到自己的先天體質狀況。讀者請使用「微信」應用程式掃描上面這個二維碼，關注「至易健康」微信公眾號，即可進入預測程式，也可以留言尋求更多幫助。